GUIDE MÉDICAL

AUX EAUX MINÉRALES

DE

VICHY

OUVRAGE CONTENANT :

1º Une étude sur les Maladies traitées à Vichy ;

2º Les règles d'hygiène auxquelles les malades doivent se soumettre ;

3º La description des Sources et de leurs diverses applications ;

4º Tous les renseignements sur Vichy indispensables aux malades ;

PAR

Le Docteur LAVIGERIE

CHEVALIER DE LA LÉGION-D'HONNEUR

MÉDECIN-CONSULTANT AUX EAUX DE VICHY

MEMBRE DE PLUSIEURS SOCIÉTÉS MÉDICALES.

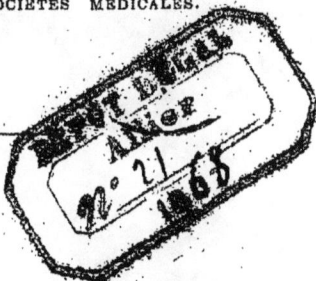

A PARIS | **A VICHY**

CHEZ L. HACHETTE & Cⁱᵉ. | CHEZ TOUS LES LIBRAIRES

1868

GUIDE MÉDICAL.

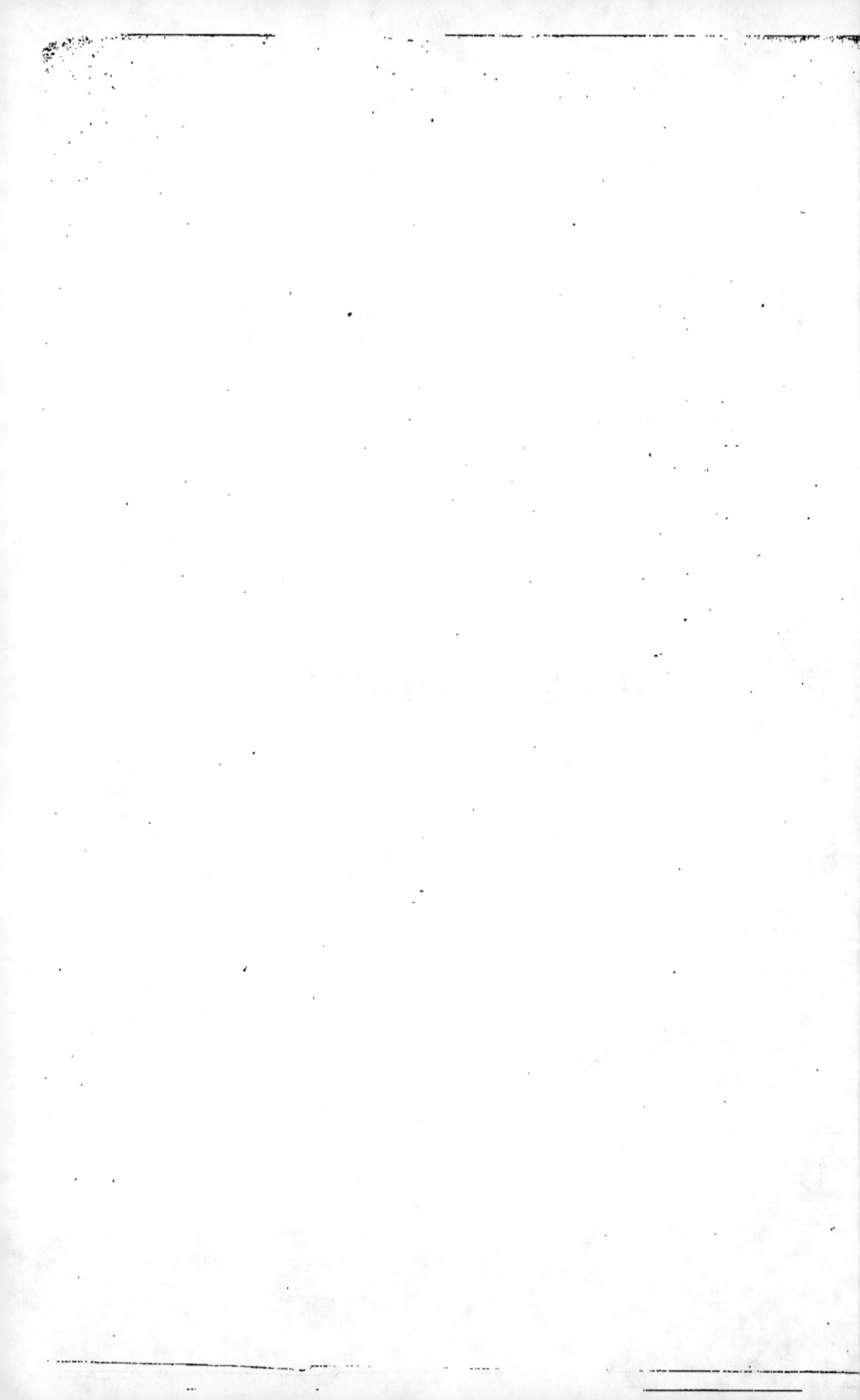

GUIDE MÉDICAL

AUX EAUX MINÉRALES

DE

VICHY

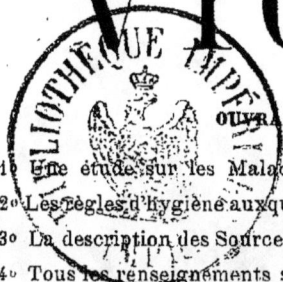

OUVRAGE CONTENANT :

1° Une étude sur les Maladies traitées à Vichy ;
2° Les règles d'hygiène auxquelles les malades doivent se soumettre ;
3° La description des Sources et de leurs diverses applications ;
4° Tous les renseignements sur Vichy indispensables aux malades ;

PAR

Le Docteur LAVIGERIE

CHEVALIER DE LA LÉGION-D'HONNEUR

MÉDECIN-CONSULTANT AUX EAUX DE VICHY

MEMBRE DE PLUSIEURS SOCIÉTÉS MÉDICALES.

A PARIS | **A VICHY**
Chez L. HACHETTE & Cie. | CHEZ TOUS LES LIBRAIRES

1868

A M. LE DOCTEUR TARDIEU,

PROFESSEUR A LA FACULTÉ DE MÉDECINE DE PARIS,

MEMBRE DE L'ACADÉMIE DE MÉDECINE,

PRÉSIDENT

DU COMITÉ CONSULTATIF D'HYGIÈNE PUBLIQUE,

ETC., ETC.,

OFFICIER DE LA LÉGION D'HONNEUR.

Hommage de respect et de reconnaissance.

L. LAVIGERIE.

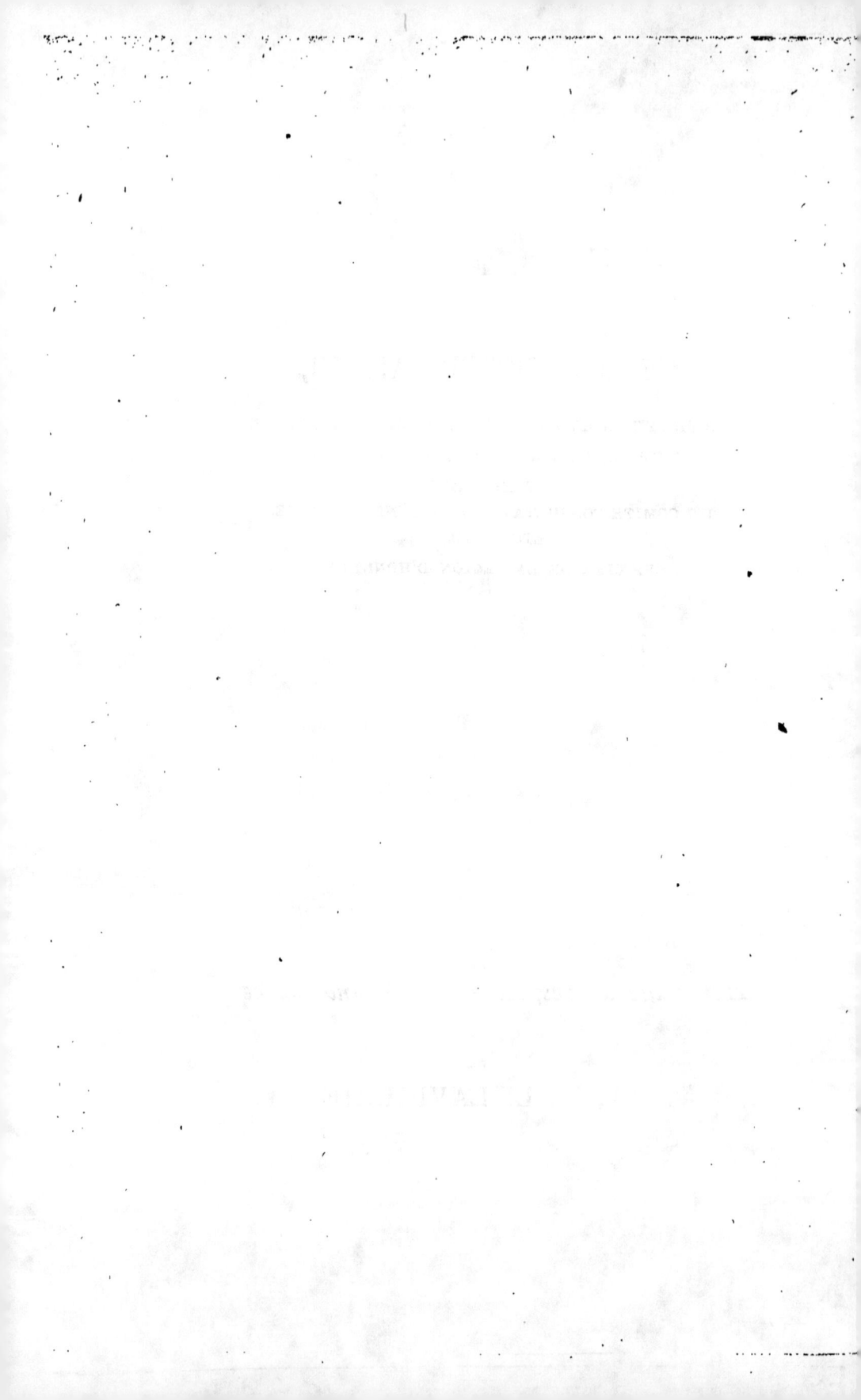

AVANT-PROPOS

On ne peut se dissimuler que les Eaux minérales sont en grande faveur aujourd'hui, et que d'année en année presque toutes acquièrent une plus grande importance. Leur réelle efficacité dans un grand nombre de maladies, la facilité toujours croissante des communications, et aussi, pourquoi ne pas l'avouer? la mode, sont les principales raisons du crédit dont elles jouissent.

La spéculation, toujours en éveil, a voulu tirer parti du courant actuel des idées. Des sources, parfaitement inconnues jusqu'à ce jour, ont été tirées de leur obscurité par des réclames, des prospectus de tous genres, dont la France entière a été inondée. Pas le moindre filet d'Eau plus ou moins minéralisée, qui ne passe pour guérir toutes les infirmités humaines !

Heureusement la vieille réputation de Vichy, basée sur une expérience de près de vingt siècles, l'intallation grandiose et irréprochable de son établissement thermal, et l'affluence toujours plus considérable des malades, tout contribue ici, sans qu'il soit besoin de réclames, à démontrer l'heureuse action de nos Eaux dans certaines maladies.

Mais cela ne suffit pas aux personnes, et elles sont nombreuses, qui aiment à se rendre compte de tout. Vos eaux guérissent, soit. Mais comment guérissent-elles ? Quelles sont les circonstances qui peuvent nuire à leur action, ou au contraire la favoriser ? Telles sont les questions que l'on nous pose, et bien d'autres encore. De leur côté, les médecins étrangers à Vichy, absorbés par leur clientèle, demandent à être renseignés sur notre médication thermale.

La plupart de mes confrères de Vichy, désireux de satisfaire cette légime curiosité, ont écrit des livres justement appréciés. Je viens, à mon tour, apporter ma modeste pierre à cet édifice.

Dans cet ouvrage, je me suis occupé surtout des maladies traitées à Vichy. J'ai étudié spécialement leurs causes, leur mode de production, leurs caractères, les lésions organiques qu'elles produisent, et ayant fait connaître précédemment le mode d'action des Eaux, j'ai conclu de ces recherches parallèles les effets curatifs, palliatifs, nuls ou même funestes que le traitement minéral peut avoir, suivant les formes d'une même maladie. En un mot, j'ai cherché à être juste et consciencieux, comme l'ont été mes devanciers. Si je ne suis pas toujours arrivé aux mêmes résultats qu'eux, si, dans certains cas, j'ai été d'avis de restreindre l'emploi des Eaux, et dans d'autres de l'étendre davantage, cela tient peut-être à ce que la science marche constamment, à ce que les maladies sont de jour en jour mieux connues et que je me suis inspiré des travaux les plus récents. Ainsi, j'ai mis à contribution les belles leçons de M. Charcot, sur la Goutte, les remarquables cliniques de M. Jaccoud, sur l'Albuminurie et le Diabète, les recherches de MM. Bouchardat, Claude Bernard, Pavy, sur cette dernière maladie, etc., etc. C'est en m'appuyant sur les

travaux des maîtres, sur ceux de mes
devanciers, et aussi sur mes propres
réflexions, que j'ai accompli la tâche
que je m'étais imposée.

Ce livre est divisé en trois parties :
Dans la première, après quelques considérations générales sur le mode d'action des Eaux, je passe en revue toutes
les maladies traitées habituellement à
Vichy, et je recherche quelles sont,
pour chacune d'elles et pour chacune
de leurs formes, les modifications les
plus rationnelles à apporter au traite-
temement thermal habituel.

La deuxième partie traite des divers
incidents qui peuvent se présenter
pendant la cure, et aussi des règles
d'hygiène auxquelles tous les malades
doivent se soumettre. La plupart des
maladies chroniques provenant d'erreurs
de régime, et étant entretenues par des

conditions hygiéniques vicieuses, je cherche à démontrer que le traitement de Vichy ne peut avoir toute son efficacité qu'à la condition d'être secondé par l'observation de certaines règles relatives : 1° à la station thermale ; 2° à la nature de la maladie ; 3° au malade lui-même ;

Dans la troisième partie, je décris les sources de notre cité balnéaire et leurs différents modes d'emploi en boisson, douches, bains, etc. Je consacre un chapitre à la médication par le gaz acide carbonique, nouvellement installée à Vichy, et appelée à rendre de grands services, soit pour aider l'action du traitement minéral, soit pour combattre des maladies qui ne relèvent pas de nos Eaux alcalines, mais qui peuvent se rencontrer à Vichy comme ailleurs.

Enfin, les personnes étrangères à notre

localité trouveront à la fin de ce livre,
sous une forme concise, tous les renseignements dont elles peuvent avoir
besoin.

Malgré les détails scientifiques dans
lesquelles j'ai été obligé d'entrer pour
traiter mon sujet, je me suis toujours
efforcé d'être clair. J'ai eu pour but,
moins de donner aux malades un guide
qui puisse leur servir dans tous les
cas, que de leur démontrer que les
Eaux minérales de Vichy peuvent faire
beaucoup de bien ou beaucoup de mal,
suivant la manière dont elles sont administrées.

GUIDE MÉDICAL

AUX

EAUX MINÉRALES

DE

VICHY

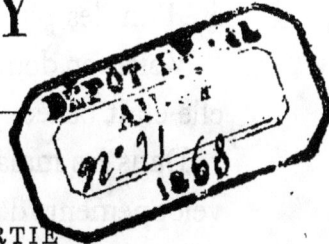

PREMIÈRE PARTIE

MALADIES TRAITÉES A VICHY.

Considérations préliminaires sur le mode d'action
des Eaux de Vichy.

Tous les auteurs qui ont écrit sur les Eaux
minérales de Vichy ont cherché à se rendre
compte de leur mode d'action; c'est qu'ils
ont tous compris que si l'on peut obtenir de
bons effets d'un traitement, quel qu'il soit,
sans connaître sa façon d'agir, on ne peut du

moins qu'à cette seule condition en retirer tout le bénéfice possible.

Pendant longtemps a régné, presque sans conteste, une doctrine purement chimique, qui remonte à Claude Fouet (1686), et dont le docteur Petit, ancien inspecteur des Eaux, a été l'un des plus zélés champions.

Voici, en deux mots, sur quel raisonnement elle était basée.

Dans les maladies chroniques, il y a un développement d'acides dans l'organisme, de telle sorte que les humeurs acides le deviennent davantage, et les humeurs alcalines deviennent moins alcalines, neutres, ou même acides.

Or, les alcalis, ainsi qu'on le démontre en chimie, détruisent les acides en les saturant.

Donc les Eaux de Vichy, essentiellement alcalines, exercent, en vertu de leur alcalinité même, une très-heureuse influence dans la plupart des maladies chroniques.

Un peu plus tard, on a encore ajouté quelque chose à cette théorie chimique. Ayant constaté que l'Eau de Vichy exerce une action

dissolvante sur les tissus animaux privés de
vie, et en particulier sur le tissu musculaire,
sur la graisse et les dépôts fibrineux, on a déclaré que le traitement thermo-minéral était
souverain contre l'obésité, et que c'était par
une véritable dissolution qu'il faisait disparaître les engorgements abdominaux.

A ce moment la doctrine chimique fut à son
apogée, et il fut admis que les Eaux de Vichy
agissaient en saturant les acides et en dissolvant les dépôts albumineux ou fibrineux;
théorie très-simple, qui plut par sa simplicité
même, et qui engendra de grands abus, car
des personnes ne se trouvant jamais assez
saturées ni assez dissoutes, burent des quantités prodigieuses d'eau. Quelques-unes
payèrent de la vie leur imprudence : comme
conséquence forcée, il y eut une réaction, ou
plutòt deux réactions, l'une chimique, l'autre
médicale.

Les chimistes, toujours imbus de leurs
idées de dissolution, s'aperçurent que les alcalis exercent une action destructive sur les

globules du sang tiré de la veine. Ils en con-
clurent que l'Eau de Vichy devait agir pareil-
lement, et produire, d'abord un appauvrissement du sang, puis un affaiblissement de tout
l'organisme. On trouva quelques malades
dont l'état se prêtait à une pareille interpré-
tation, et on créa de toutes pièces la *cachexie
alcaline,* à laquelle le regretté Dr Trousseau
attacha son nom. Les pauvres malades furent
dès lors placés entre deux écueils également
dangereux, celui de trop boire ou de se dissoudre le sang, et celui de ne pas boire assez
ou de ne pas *dissoudre leur maladie !*

Mais la médecine moderne ne se paie pas
de mots, ni de théories, quelques séduisantes
qu'elles soient. Basée sur la méthode expéri-
mentale, la seule sûre et la plus féconde en
résultats utiles, elle contrôle minutieusement
les vues de l'esprit. Par une observation attentive, elle a fait crouler tout cet échafaudage
chimique et elle a pu dire avec certitude :

Non, il n'y a pas production d'acides dans
toutes les maladies chroniques ;

Non, les alcalis ne détruisent pas les acides dans l'organisme aussi facilement qu'ils peuvent le faire dans un appareil chimique ;

Non, sur le vivant, ils ne dissolvent pas la graisse, la fibrine, les globules sanguins, comme ils le font sur les corps privés de vie.

Ces propositions sont bien faciles à démontrer.

Est-il nécessaire d'affirmer que les travaux modernes ont réduit à néant cette ancienne croyance de l'acidification du sang et des humeurs dans les maladies chroniques ? Sans doute les belles recherches de Garrod ont démontré la présence de l'acide urique dans le sang des goutteux (encore s'y trouve-t-il à l'état d'urate) ; sans doute il y a production d'acides dans certaines affections de l'estomac ; mais on ne peut généraliser des faits isolés et les faire servir de base à une théorie sur l'action des Eaux de Vichy.

Portons cependant notre attention sur ces faits particuliers. Si les Eaux agissaient simplement en dissolvant l'acide urique des gout-

teux, tout leur rôle se bornerait à faire disparaître momentanément un symptôme qui re-
paraîtrait immédiatement après le traitement ;
de plus, elles favoriseraient la formation des
dépôts articulaires qui, on le sait, sont constitués par de l'urate de soude. L'expérience
dément de la manière la plus formelle cette
théorie et la conséquence fâcheuse qu'il faudrait en tirer. On ne peut pas, il est vrai,
regarder les Eaux de Vichy comme entière-
rement curatives de la goutte ; du moins est-
il certain qu'elles ont sur cette maladie une
action de longue durée, s'étendant bien au-
delà du temps consacré au traitement, et
qu'elles diminuent ordinairement le volume
des nodus. Il faut donc chercher ailleurs que
dans cet antagonisme des acides et des alcalis
l'explication des heureux résultats obtenus.

De même, dans les dyspepsies acides ou
oxigastries, si nos Eaux se bornaient à neu-
traliser les acides sécrétés en trop grande
abondance par l'estomac, leur action serait
éphémère et limitée au temps même de leur
emploi, ce qui est contre les faits.

Que penser enfin de cette prétendue action dissolvante du bicarbonate de soude sur les dépôts fibrineux du foie et de la rate ? Il est possible que l'Eau de Vichy puisse opérer une dissolution des tissus animaux inertes avec lesquels on la met en contact. Mais lorsqu'on fait prendre à un malade quelques verres d'eau minérale, se trouve-t-on bien dans les mêmes conditions ? Cette eau, lancée par les veines de l'estomac dans le torrent circulatoire, n'en parcourt-elle pas le cycle entier avec une rapidité inouïe ? N'est-elle pas exhalée immédiatement par les sécrétions, notamment par la sécrétion urinaire, de telle sorte que dans l'intervalle d'une demi-heure, conseillé ordinairement entre les verres d'eau, le gramme de bicarbonate de soude consommé chaque fois a tout le temps d'être rejeté de la circulation ? Et qu'est-ce qu'un gramme de bicarbonate de soude, par rapport à la masse du sang, par rapport au corps entier ? S'il allait, par impossible, concentrer toute son action sur l'organe engorgé, aurait-il pour cela le pouvoir de dissoudre l'engorgement ? Et puis, pourquoi ne dissoudrait-il pas aussi les organes sains ? En vérité, on ne saurait imaginer une doctrine plus absurde, et on est étonné de lui trouver encore des adeptes.

Dire que le traitement de Vichy dissout les globules du sang est encore une énormité que les faits contredisent hautement. Ne voit-on pas à Vichy les chlorotiques et les anémiques recouvrer promptement les couleurs qu'ils ont perdues ? N'est-ce pas là un signe certain que chez eux les globules de sang, loin d'avoir été dissous, se sont multipliés ?

Voilà comment une observation attentive est la ruine des théories chimiques qui avaient été adoptées à Vichy.

De là à nier toute action chimique, il y a loin, et l'on tomberait dans un excès aussi condamnable, si l'on refusait à des Eaux aussi franchement alcalines la propriété d'exercer sur l'organisme certaines réactions. Ces réactions, je tâcherai de les approfondir ; mais, outre l'action chimique à laquelle il faut bien faire sa part, j'étudierai l'action physiologique et m'efforcerai de montrer que si cette dernière est la principale, du moins elles ont toutes deux leur part dans les résultats obtenus.

Examinons donc attentivement les effets appréciables du traitement, tant externe qu'interne.

Les chimistes, qui ont vu, plutôt théoriquement que pratiquement, des réactions entre l'Eau minérale de Vichy et les organes les plus profonds de l'économie, n'ont pas, à ma connaissance, suffisamment examiné l'action toute chimique exercée sur la peau par les bains alcalins.

La peau est recouverte d'une sorte de vernis, constitué par le résidu salin et gras de la sueur, par les matières grasses provenant des glandes sébacées, par les lamelles épithéliales, produit de la desquammation incessante de l'épiderme. Ce vernis apporte un obstacle réel aux fonctions dévolues à la peau. L'exhalation de la vapeur d'eau, évaluée à un kilogramme par vingt-quatre heures, la respiration cutanée,

qui se traduit, comme la respiration pulmonaire, par une absorption d'oxigène et un
dégagement d'acide carbonique, enfin les
sécrétions sudorales et sébacées elles-mêmes
sont entravées par la présence de cet enduit.
Pour remédier à cet état de choses, l'hygiène
recommande l'usage fréquent des grands
bains; qui dissolvent en partie les sels de la
sueur et entraînent mécaniquement quelques
débris d'épithélium, mais n'exercent sur les
matières grasses aucune action. Les bains de
Vichy, au contraire, qui même à demi-minéralisés renferment encore cinq cents grammes
de bicarbonate de soude, ont le pouvoir de
dissoudre les cellules épithéliales privées de
vie et de saponifier les matières grasses, qui
deviennent, par là même, solubles. La température de 32 à 34 degrés centigrades favorise
encore cette action, qui est d'autant plus vive
qu'elle s'exerce sur des produits rejetés de
l'organisme.

La peau, débarrassée des matériaux qui
l'encombraient et fermaient ses pores, doit

forcément fonctionner avec plus d'activité ; de même, pour me servir d'une comparaison qui n'est pas irréprochable, un filtre, privé des impuretés qui s'étaient amoncelées à sa surface, redevient perméable aux liquides ou les laisse passer en plus grande abondance. Ceci peut s'appliquer à l'exhalation constante de la vapeur d'eau ; quant aux glandes sudoripares et sébacées, qui ont leur vie propre et leur activité spéciale, il n'est pas moins certain qu'elles seront sollicitées à une sécrétion plus abondante, si leurs produits, qui obstruent les orifices des canaux excréteurs, sont constamment dissous et entraînés. En effet, il est admis en physiologie que toutes les fois que l'excrétion d'un produit glandulaire est entravée, l'activité même de la glande diminue.

Mais cette action purement chimique du bain de Vichy n'est pas la seule. Il produit sur toute la surface cutanée une excitation manifeste. Pris avec de l'Eau minérale pure, il détermine de la rougeur, des démangeaisons insupportables, quelquefois même la fièvre, et le plus souvent des insomnies, des céphalalgies intenses. Voilà des effets entièrement physiologiques, qui, lorsque le bain est coupé par moitié d'eau douce, ne se produisent que rarement aussi marqués. Il est cependant des malades, à tempérament très-nerveux, qui sont obligés de renoncer aux bains minéraux, quelques mitigés qu'ils soient.

A cette stimulation momentanée succède une action tonique manifeste : le corps, loin d'être affaibli comme par un bain d'eau douce, se sent au contraire fortifié comme par un bain de mer. Aussi les malades peuvent-ils faire sans fatigue des promenades qu'ils n'auraient pas songé à entreprendre antérieurement. Et cette vigueur, cette activité ne fait que croître par l'usage continu des bains de Vichy, contraste frappant avec la débilitation de plus en plus marquée que produit l'usage des bains d'eau douce.

Les sels de Vichy sont-ils absorbés par la peau pendant le bain? Bien que généralement admise, la chose est loin d'être prouvée. Il est

vrai que l'urine devient le plus souvent alcaline après le bain minéral; mais on n'ignore
pas que ce phénomène se produit aussi après
un bain simple. La sécrétion urinaire est augmentée dans le premier cas; mais ne l'est-elle
pas également dans le second? Il est certain
que si l'absorption des substances minérales
s'opère en même temps que celle inévitable
d'une certaine proportion d'eau, ce ne peut
être que dans des limites très-étroites; car il
est démontré par l'innocuité des bains de
sublimé que la peau n'absorbe que fort difficilement les sels minéraux.

En résumé, le bain de Vichy est stimulant
et tonique; de plus il active considérablement
toutes les fonctions de la peau.

Les douches agissent dans le même sens;
mais leur action, beaucoup plus énergique,
est concentrée en général sur un seul point du
tégument externe. Administrées froides, elles
sont suivies d'une réaction qu'on peut favoriser par des frictions sèches : la stimulation
cutanée est poussée alors au plus haut point,

et le sang se trouve violemment porté des parties profondes vers les parties superficielles. Je dirai plus tard quel parti on peut tirer, dans certains engorgements chroniques, de ces manœuvres hydrothérapiques pratiquées avec l'Eau de Vichy.

Quant aux douches ascendantes, véritables bains internes, elles vont produire sur la muqueuse intestinale ou sur le col de la matrice l'action stimulante et tonique que les Eaux exercent sur la surface externe.

Les effets de l'Eau minérale de Vichy prise en boisson, comme ceux du traitement externe, sont de deux sortes : chimiques et physiologiques.

Il est évident que les effets chimiques seront d'autant plus prononcés qu'ils se produiront sur un point plus voisin de la voie d'entrée (la bouche), ou de la voie de sortie (le rein); car la concentration des substances minérales contenues dans l'Eau est à son maximum dans ces deux points. Si la salive est acide, n'est-on pas obligé d'admettre que son contact avec l'Eau de Vichy doit la rendre, au moins momentanément, alcaline ? Sans doute c'est là un effet tout local, s'adressant au produit de la sécrétion et non à la sécrétion elle-même; mais c'est un effet chimique forcé. De même, arrivée dans l'estomac en quantité assez abondante, l'Eau de Vichy diminue incontestablement l'acidité du suc gastrique, et cette action chimique, depuis longtemps reconnue, explique les heureux résultats obtenus dans les cas d'aigreurs et d'acidité d'estomac.

C'est par l'intermédiaire des veines qui rampent à la surface de l'estomac, des veines et des chylifères situés le long de l'intestin, que l'Eau minérale arrive dans le sang. Ce n'est donc pas *en masse* qu'elle y pénètre, mais infiniment divisée : et il en résulte un mélange intime avec le liquide sanguin, et par suite une diminution marquée dans l'énergie de l'action chimique.

Posons des chiffres pour fixer les idées :

Un verre d'Eau de Vichy, d'une contenance de 200 grammes, renferme 1 gramme de bicarbonate de soude. Le système circulatoire de l'homme contient environ 5 kilogrammes de sang. Donc, lorsqu'on a bu un verre d'Eau de Vichy, la proportion de bicarbonate de soude qui était de 1 gramme pour 200 grammes de liquide, jusqu'à l'arrivée dans l'estomac, devient de 1 gramme pour 5,200, après l'arrivée dans le sang. Par suite de la plus grande dilution de l'alcali, l'action chimique est nécessairement diminuée.

Mais il y a une autre cause, d'ordre physiologique, qui restreint encore cette action : c'est que l'organisme vivant se défend, si je puis dire, contre les corps étrangers qui pénètrent dans le sang, et les chasse de toute sa force et de toute son activité par la voie des sécrétions.

« On ne peut, dit Golding Bird, mettre en doute que la puissance vitale ne soit toujours agissante pour s'opposer aux changements chimiques auxquels les structures vivantes sont prédestinées ; il est exact de prétendre que cette résistance augmentera en raison des propriétés vitales, ou, en d'autres termes, que les éléments de nos tissus résistent aux influences chimiques, en raison de leur vitalité.»

Les globules sanguins, qui ont leur organisation déterminée, qui naissent, qui vivent et qui meurent, possèdent aussi une résistance vitale qui leur permet de lutter avec avantage contre l'action de corps qui devraient forcément les détruire, à ne considérer que leur composition chimique. Au contraire, le sérum, se mêlant intimement aux boissons, subit, au moins en passant, l'action des principes qui y sont contenus, si leur composition chimique est en antagonisme avec celle des principes existant normalement et accidentellement en solution dans le sang.

On voit d'après cela que si le sang des goutteux renfermait réellement de l'acide urique libre, cet acide pourrait être à la rigueur attaqué par le bicarbonate de soude contenu dans l'Eau de Vichy ; mais que cette action chimique serait considérablement restreinte, et par

la grande dissolution de l'alcali, et par la rapidité de sa disparition des canaux sanguins.

C'est principalement par la sécrétion urinaire que le bicarbonate de soude est entraîné,
et sa présence dans l'urine n'est pas un phénomène de saturation, mais un phénomène
d'élimination, ainsi que l'a démontré un médecin très-distingué de Vichy, M. Durand-
Fardel. Or, le chiffre de la sécrétion urinaire
s'élevant à 1,200 ou 1,500 grammes par
vingt-quatre heures, il est indubitable qu'en
arrivant dans l'urine le bicarbonate de soude
doit se trouver en solution plus concentrée
qu'il ne l'était dans le sang. Donc l'action
chimique doit être plus énergique dans les
voies urinaires qu'elle ne l'était dans les canaux
sanguins. De plus, l'urine au lieu de circuler
constamment comme le sang, est un produit
sans vitalité et condamné à une stagnation
plus ou moins longue dans la vessie. Si donc
elle rencontre dans les voies urinaires des produits inertes, comme des graviers, des calculs,
des pierres, ou même du pus, son alcalinité

pourra réagir chimiquement sur ces corps étrangers. Sans doute cette action chimique est assez bornée, et je suis loin de partager les opinions du docteur Petit, qui prétendait obtenir la dissolution des pierres d'acide urique par l'administration de l'Eau de Vichy en boisson ; mais il y a là une influence réelle dont il faut tenir compte, et sur laquelle je reviendrai à propos des maladies des voies urinaires.

Les effets physiologiques du traitement interne ont une plus grande importance que les effets chimiques.

Prise en boisson, l'Eau de Vichy exerce sur les organes internes, spécialement sur ceux qui sont situés au-dessous du diaphragme, une stimulation qui rappelle celle produite sur la peau par les bains et les douches. La circulation de ces organes est activée ; leurs fonctions sécrétoires, s'ils en possèdent, sont augmentées ; ainsi la bile, le suc gastrique, l'urine, sont sécrétés en plus grande abondance ; et chez la femme l'époque de la menstruation est ordinairement avancée. Cette action stimulante est mise à profit dans les engorgements passifs et dans les inflammations chroniques des organes abdominaux.

Au contraire, sous l'influence de l'Eau de Vichy, le cerveau est particulièrement exposé aux congestions, qui sont à craindre surtout pour les personnes à tempérament très-sanguin, à constitution apoplectique. C'est à l'acide carbonique qu'on attribue cette action particulière.

J'arrive enfin aux fonctions de nutrition proprement dites, à la digestion, à l'absorption, à l'assimilation. Elles sont heureusement influencées par l'usage interne des Eaux. Je n'en veux pour preuve que les résultats remarquables obtenus du traitement par les malades chez lesquels ces fonctions mêmes sont en souffrance : les dyspeptiques, les chlorotiques, les anémiques, les personnes atteintes de maladies de matrice, etc.

Chez tous ces malades, l'appétit languissant se réveille ; les fonctions digestives se régularisent et deviennent plns actives ; les forces reviennent, la calorification remonte à son degré normal. « Au désordre, à la souffrance, à la maigreur, à la pâleur, à l'anémie, à la langueur, à la faiblesse générale, à la tristesse et au découragement, succèdent le calme, l'embonpoint, la fraîcheur, la coloration des tissus, la vigueur, le bien-être. »

Cette dernière phrase est empruntée textuellement au beau traité du docteur Isnard sur la médication arsenicale.

Serait-ce donc que l'Eau de Vichy dût cette action remarquable sur la nutrition à l'arsenic qu'elle contient? Cette question, je ne veux point chercher à la résoudre, pour ne pas m'exposer à l'erreur qu'ont commise ceux qui se sont, pendant longtemps, obstinés à ne voir dans l'Eau de Vichy que le bicarbonate de soude.

Si l'on remarque que c'est là le principe dominant (par sa quantité), qu'il communique à l'eau son alcalinité, il est impossible de ne pas en tenir un grand compte au point de vue chimique; mais on ne peut se dissimuler non plus qu'il se trouve mêlé à d'autres principes

qui, à plus faible dose, ont des effets marqués
sur l'organisme, de telle sorte qu'au point de
vue physiologique, il est téméraire de décider
la part qui revient à chacun dans les effets
obtenus. Cet esprit d'analyse, nécessaire à la
chimie, est souvent nuisible à la médecine, en
ce sens qu'il lui fait faire fausse route.

D'ailleurs il est bien démontré que les principes trouvés dans nos Eaux, administrés
isolément ou réunis, ne peuvent pas les remplacer.

Ne voyons donc dans l'Eau de Vichy que
l'Eau de Vichy, médicament complexe par sa
composition, mais dont les effets sont déter-
minés et constants pour un même mode d'application.

Ces effets, que j'ai étudiés en détail, peuvent
se résumer ainsi :

Action
chimique.
{
Dissolution de l'enduit cu-
tané ;

Propriété anti-acide se manifestant surtout dans la bouche, dans l'estomac et dans les
voies urinaires.
}

	Stimulation générale, ressentie particulièrement par le tégument externe et les organes abdominaux ;
Action physiologique	Effets toniques succédant à cette stimulation ;
	Augmentation des sécrétions, notamment des sécrétions cutanée, gastrique, biliaire et rénale.
	Régularisation et suractivité des fonctions de nutrition.

Je vais passer en revue toutes les maladies dans lesquelles ces propriétés remarquables des Eaux de Vichy peuvent être utilisées.

I

MALADIES DU FOIE.

———

C'est certainement contre les maladies du foie que le traitement de Vichy se montre le plus constamment efficace. Mais ici il faut distinguer. Contre les maladies organiques du foie, comme contre celles de tous les autres organes, elles sont absolument impuissantes. Qu'attendre des Eaux dans les cas de cancer, de tubercules, d'hydatides du foie, et même de cirrhose? Rien que du mal, car la stimulation qu'elles impriment à tout l'organisme tend nécessairement à rendre plus rapide la marche de ces affections. On ne saurait trop se pénétrer de cette vérité que les Eaux de Vichy sont très-actives, et que mal appliquées elles peuvent avoir les effets les plus funestes. Il arrive tous les ans à notre cité thermale des personnes atteintes d'une des maladies précitées, et présentant déjà une des complications ultimes, telles qu'une infiltration considérable des membres inférieurs, de l'ascite, etc. Bien heureux, si elles consultent un médecin! Car le traitement minéral leur sera formellement interdit, et elles ne s'exposeront pas au moins à avancer le terme fatal.

L'*hépatite chronique, l'infiltration graisseuse du foie,* les *congestions passives* de cet organe, l'*inflammation des voies biliaires,* les *calculs* et les *coliques hépatiques,* et enfin, d'une manière générale, l'*hypertrophie du foie,* qui est plutôt un symptôme qu'une maladie essentielle, telles sont les affections de l'appareil biliaire qui réclament l'usage des Eaux de Vichy et dont, par un traitement bien entendu, on peut espérer la guérison.

L'*hépatite chronique,* rare dans nos climats, est ordinairement contractée dans les pays chauds. Mais la chaleur n'est pas la seule cause de sa production ; l'humidité et les miasmes palustres paraissent devoir s'ajouter à la temperature élevée pour produire cette affection.

Elle succède à l'hépatite aiguë, et se caractérise par un ensemble de symptômes dont quelques uns peuvent manquer accidentellement, mais qui, groupés en certain nombre, suffisent au médecin pour reconnaître la maladie. Ces symptômes sont :

Douleur sourde et gravative dans l'hypochondre droit : cette douleur commence quelquefois par la région épigastrique et n'envahit que plus tard l'hypochondre. Elle s'exaspère ordinairement par la pression : elle s'irradie très-fréquemment vers l'épaule droite, mais peut se diriger vers les lombes et l'abdomen.

Ictère (Jaunisse), manquant plus souvent dans l'hépatite chronique que dans l'hépatite aiguë.

Augmentation du volume du foie. Par la percussion et la palpation, on constate que l'organe n'a pas changé de forme ; mais son développement peut devenir considérable. Le poumon droit et même le cœur peuvent être par suite refoulés, ce qui produit des troubles de la respiration et de la circulation.

Urines bilieuses, quand il existe de l'ictère.

Troubles digestifs divers : diminution de l'appétit, accidents dyspeptiques, alternatives de constipation et de diarrhée.

Tel est le tableau des principaux symptômes de l'hépatite chronique. Ils appartiennent également à l'hépatite aiguë ; mais cette dernière maladie en présente d'autres qui manquent presque toujours ici : fièvre, vomissements bilieux, douleur aiguë dans l'hypochondre.

Anatomiquement, l'hépatite chronique est caractérisée par la rougeur, l'hypertrophie, le ramollissement et quelquefois la suppuration du foie.

Comment le traitement thermal doit-il être formulé contre l'hépatite ?

Ceci dépend de l'état général et de l'état local.

Le malade est dans de bonnes conditions, n'ayant pas eu depuis longtemps de crise d'hépatite aiguë, n'éprouvant qu'une gêne et non une douleur vive dans la région du

3

foie, n'ayant pas de fièvres intermittentes. On pourra lui conseiller l'usage de la Grande-Grille en boisson, à dose progressivement ascendante, depuis un jusqu'à six ou sept verres ; de plus, des bains demi-minéraux quotidiens, et enfin des douches à percussion sur la région du foie, qu'il prendra plus ou moins longues, plus ou moins fréquentes, suivant sa susceptibilité et les phénomènes qui surviendront.

Existe-t-il, comme complication de l'hépatite, un embarras des voies digestives, de la dyspepsie, de la diarrhée ? On fera bien d'associer à la Grande-Grille la source de l'Hôpital.

Le malade est-il sujet à des crises d'hépatalgie (névralgie du foie), ou n'est-il que depuis peu de temps débarrassé de l'hépatite aiguë ? Il faut craindre d'augmenter ses douleurs ou de déterminer des accidents, dont le moindre inconvénient serait d'obliger de suspendre le traitement temporairement ou même tout-à-fait. Il faut donc être alors très-modéré ; c'est par demi-verres, surtout en commençant, que

l'eau de la Grande-Grille doit-être administrée ; les bains seront minéralisés à moitié
ou au quart, et les douches seront prohibées
ou employées avec une réserve extrême.

Enfin le malade est-il profondément débilité et anémié ? Une source ferrugineuse, celle
de Lardy ou de Mesdames, sera avec avantage
associée à la Grande-Grille.

L'Infiltration graisseuse est un premier
degré de *l'état gras du foie.* Dans cette maladie, la graisse remplit les cellules hépatiques,
mais n'altère en rien leur structure, tandis
que dans l'état gras, l'organe est tout entier
dégénéré : hypertrophié dans le premier cas,
il est au contraire atrophié dans le second.

Cette hypertrophie et la compression des
canaux sanguins produisent une gêne considérable dans la circulation sanguine du foie
et entravent la sécrétion de la bile. De là hypérémie chronique de la muqueuse intestinale et
disposition très-grande aux troubles digestifs,
à la diarrhée, aux catarrhes intestinaux.

Cette affection résulte ordinairement d'un régime trop succulent et trop riche en matières grasses. Mais on la rencontre aussi chez les personnes qui font abus des spiritueux et chez les phthisiques.

C'est encore la Grande-Grille, associée ou non à l'Hôpital, qui convient aux personnes atteintes d'infiltration graisseuse du foie. Mais les considérations qui précèdent imposent au médecin l'obligation d'examiner les malades avec le plus grand soin. Il est, en effet, important de ne pas prendre une dégénéressence graisseuse sur laquelle les Eaux ne peuvent rien, pour une simple infiltration, et de plus, il faut s'assurer que la phthisie pulmonaire n'existe pas, comme cause ou comme complication de la maladie, auquel cas le traitement minéral serait formellement contre-indiqué.

Les *congestions sanguines* ou *hypérémies du foie* sont aussi tributaires de nos Eaux, mais sous certaines réserves.

On sait que quelques maladies du cœur et de l'appareil respiratoire, en apportant un obstacle à la circulation, déterminent très-souvent des engorgements du foie. Que pourraient les Eaux de Vichy contre un emphysème pulmonaire, ou contre une lésion valvulaire du cœur, causes de l'état congestif du foie ? Non seulement elles ne produiraient aucun bien, mais encore elles pourraient, en stimulant trop vivement l'organisme, avoir sur la marche de ces maladies une influence très-funeste. On voit par là combien il est important, à propos d'un simple engorgement du foie, que le médecin interroge avec soin le cœur et les poumons.

Mais si la congestion dépend de l'état des organes digestifs, ou s'est développée sous l'influence d'une température élevée et d'effluves miasmatiques, le traitement thermal est non seulement indiqué, mais, on peut l'affirmer, souverain. Jetons un coup d'œil rapide sur ces deux cas.

On ne peut nier la solidarité qui existe

entre les organes digestifs et le foie. On sait
que, même à l'état normal, la quantité de
sang contenue dans le foie augmente ou diminue suivant les diverses périodes par lesquelles passe la digestion. C'est quand elle
commence que le sang afflue en plus grande
abondance dans cet organe; mais cette hypérémie normale et temporaire ne tarde pas
à devenir pathologique et permanente, sous
l'influence d'une alimentation très-excitante:
les alcooliques, le poivre, la moutarde, le
café, sont considérés comme pouvant à la
longue produire cet effet, que favorisent encore une vie sédentaire, un régime copieux,
une saison très-chaude. Le malade éprouve
alors un sentiment de plénitude, de pesanteur
dans le côté droit, en même temps que la
percussion démontre une augmentation de
volume du foie, qui peut devenir constante
si la cause ne cesse pas.

Mais c'est surtout dans les pays chauds et
humides que ces congestions hépatiques sont
fréquentes; quelquefois elles ne sont que le

prélude de l'hépatite, mais souvent aussi elles persistent sans s'aggraver. On a prétendu rendre compte, de la manière suivante, de l'action des climats chauds sur le foie : pendant le jour, sous l'influence de la chaleur, le sang se porte en masse du côté de la peau, vers la périphérie du corps ; qu'il y ait un notable abaissement de la température pendant la nuit, le sang sera immédiatement refoulé à l'intérieur des viscères abdominaux, particulièrement du foie, organe si vascularisé ; d'où production de stase sanguine dans les vaisseaux et à la longue congestion morbide.

Mais la chaleur ne suffit pas toujours pour produire la congestion hépatique, quand elle n'est pas jointe aux effluves miasmatiques. Les pays chauds et marécageux sont donc les plus favorables au développement de cette affection : ainsi le Sénégal, Cayenne, les Indes, le Mexique. Plus près de nous, les pays à fièvres paludéennes, en même temps que des hypertrophies de la rate, produisent très-souvent des congestions du foie.

Le traitement se rapproche beaucoup de celui de l'hépatite; mais il peut en général être poussé avec une plus grande énergie, parce que la congestion n'ayant jamais, comme l'hépatite, revêtu une forme aiguë, on n'a pas la crainte de déterminer une crise. L'Eau de la Grande-Grille pourra donc être rapidement portée à huit verres. Des douches à percussion, quotidiennes, d'une durée de dix minutes à un quart d'heure, et des bains demi-minéraux compléteront le traitement. Si la digestion est troublée, l'Eau de l'Hôpital, et si le malade est anémié, une source ferrugineuse (Mesdames), seront utilement associées à la Grande-Grille. Par ce traitement, aidé d'un régime approprié; on peut être certain d'obtenir la guérison de toute congestion hépatique, non accompagnée d'une lésion du cœur ou des poumons.

L'*Inflammation des voies biliaires* a reçu le nom de *cholécystite*, lorsqu'elle est limitée à la vésicule biliaire, et d'*angiocholite*, lorsqu'elle envahit les canaux excréteurs de la bile. Elle accompagne souvent des maladies graves, telles que le typhus, la fièvre typhoïde, la pneumonie, et né peut, dans ces conditions, être traitée à Vichy.

Mais, dans d'autres circonstances, le traitement thermal lui convient parfaitement. C'est : 1° Lorsque étant essentielle et de forme aiguë, elle récidive tous les ans sous des influences saisonnières (printemps et automne) ; 2° Lorsque elle est entretenue par la présence de calculs hépatiques ; 3° Lorsque elle est symptomatique d'une inflammation gastro-intestinale.

L'angiocholite est caractérisée chimiquement par l'augmentation du volume du foie et de la vésicule, par l'extrême sensibilité de cet organe à la pression, et par les phénomènes dépendant de la stase et de la résorption de la sécrétion biliaire, savoir : la coloration jaune des téguments, la coloration acajou de l'urine (dans laquelle la matière colorante de la bile peut être retrouvée), enfin la décoloration des selles. La fièvre accompagne presque toujours les crises aiguës.

Anatomiquement, cette maladie présente des altérations de deux formes différentes. Tantôt l'inflammation produit dans les voies biliaires une exsudation de produits albumino-fibrineux qui les obstruent, arrêtent le cours de la bile et quelquefois finissent par déterminer des ulcérations ; tantôt, et c'est le cas le plus ordinaire, l'inflammation reste limitée à la muqueuse, dont elle détermine la turgescence et l'hypersécrétion. Les canaux se remplissent alors de mucus et de cylindres muqueux dont la présence suffit pour entraver la marche de la bile et favoriser sa résorption.

C'est avec les plus grands ménagements que le traitement thermal doit être appliqué à l'angiocholite. Ce que j'ai dit du mode d'action des Eaux de Vichy suffit pour faire comprendre qu'on ne peut songer à les administrer pendant les accidents aigus, tandis que dans l'intervalle des accès elles donneront les meilleurs résultats sans présenter les mêmes inconvénients.

Comme dans les autres affections du foie,

c'est la Grande-Grille qui doit être préférée ;
mais en raison des complications fréquentes
que présente l'appareil digestif, on aura presque toujours avantage à boire en même temps
à l'Hôpital. Les doses seront très-modérées :
à peine pourra-t-on, en commençant, boire
deux ou trois demi-verres. Si les bains ne sont
pas parfaitement supportés, ils devront être
suspendus. Quant aux douches sur la région
du foie, elles doivent être sévèrement interdites.

Les *coliques hépatiques* sont sous la dépendance immédiate de l'affection calculeuse du
foie ou *cholélithiase.*

Je dois donc, avant de m'occuper du mécanisme de leur production, dire quelques mots
des causes qui donnent naissance aux calculs
hépatiques.

Ces causes ont été classées par les auteurs
en prédisposantes et occasionnelles. Les premières sont surtout : un régime habituellement
gras et le manque d'exercice. Les hommes
sédentaires, les gens de lettres, ceux qui ont

l'habitude de rester assis après leurs repas y seraient plus exposés que les autres. C'est peut-être pour cette raison que les femmes, qui prennent moins d'exercice que les hommes, y seraient plus sujettes qu'eux. Les causes occasionnelles, un peu hypothétiques, qui ont été signalées, sont : les vives émotions, les passions violentes, les violences extérieures, l'usa-ge immodéré du tabac, etc.

Quoi qu'il en soit, la stase de la bile et sa décomposition paraissent être les causes immédiates de la formation des calculs.

Leur constitution varie peu : ils sont composés en général par une matière grasse, la cholestérine, et par la matière colorante de la bile.

Ils peuvent exister dans la vésicule, — dans le canal hépatique et ses radicules, ainsi que M. Fauconneau-Dufresne l'a constaté, — dans le canal cystique et le canal cholédoque. Ordinairement, ils vont s'emmagasiner dans la vésicule, où ils séjournent plus ou moins long-temps ; mais il arrive un moment où ces corps étrangers qui gênent le fonctionnement du foie sont expulsés du côté de l'intestin par la voie du canal cystique et du canal cholédoque. S'ils passent aisément dans ces canaux, il ne se produit aucun phénomène douloureux, et les calculs sont entraînés par les selles, tout-à-fait inaperçus ; mais si, de dimensions relativement considérables, ils peuvent circuler dans les conduits sans les distendre, c'est alors que se produisent les coliques hépatiques.

Une douleur qu'on peut qualifier d'horrible, et qui est comparée, tantôt à un sentiment de brûlure, tantôt à celui d'un déchirement, d'un pincement, d'une violente piqûre, se produit sous les fausses côtes droites, s'irradiant souvent vers l'épaule droite, d'autres fois vers les lombes, l'hypochondre gauche, et même la partie inférieure de l'abdomen. Les malades cherchent un soulagement dans les positions les plus diverses ; ils se couchent en général sur le ventre, car ils remarquent qu'une légère pression diminue un peu leurs violentes douleurs. Mais ils ne peuvent rester longtemps ainsi, et se livrent aux mouvements les plus désordonnés. Il y en a qui, au milieu de ces terribles accès, perdent connaissance; d'autres qui sont pris de délire, de vertige, de convulsions.

Au milieu de cette agitation, le pouls reste presque toujours calme ou même se ralentit. Mais la respiration est souvent gênée. Du côté des voies digestives, il faut signaler surtout les vomissements tantôt muqueux, tantôt bilieux, et la constipation qui est un phénomène ordinaire.

La jaunisse n'existe pas toujours. En effet, lorsque les calculs, par suite de leur irrégularité, permettent encore à la bile de circuler par des passages laissés libres contre les parois des conduits, ou bien lorsque ces calculs siégeant dans le canal cystique, laissent, par le canal hépatique et le canal cholédoque, une voie ouverte entre le foie et l'intestin, la résorption biliaire peut n'avoir pas lieu et l'ictère manque.

Tels sont, en peu de mots, les symptômes

d'un accès *violent* de colique hépatique. Plusieurs accès, durant chacun depuis quelques
minutes jusqu'à quelques heures, peuvent se
succéder à un faible intervalle, et constituent
alors une véritable *attaque*. En général, ces
accès cessent brusquement lorsque la pierre
biliaire est enfin parvenue dans l'intestin, pré-
somption que l'examen des selles vient ordinairement confirmer.

Cependant on a vu des coliques purement
nerveuses revêtir tous les caractères énumérés
plus haut. On voit par là combien, au point
de vue du traitement, il importe de rechercher
toujours les preuves matérielles.

En tous cas, ce traitement, et le traitement
thermo-minéral plus que tout autre, devra être
conduit avec une extrême prudence. N'est-il
pas du devoir du médecin d'épargner le plus
de souffrances possibles à des malades qui n'ont
déjà que trop souffert? Et si l'on réfléchit que,
bien que toutes les excitations leur soient contraires, cependant la médication de Vichy,
qui est évidemment excitante, leur convient

cependant par ses effets définitifs, ne sera-t-on pas plus pénétré encore de la nécessité d'une grande réserve ?

C'est par quarts de verre et demi-verres qu'il faudra boire l'Eau de la Grande-Grille, dans le principe ; la source Chomel et celle de l'Hôpital pourront lui être associées avec avantage, parce qu'elles sont moins excitantes encore.

Malgré toutes les précautions, il arrive assez souvent que de nouveaux accès de colique hépatique se déclarent à Vichy même. Les malades ne doivent pas se décourager, dans ce cas, ni penser que les Eaux leur soient contraires. Il est facile de comprendre que lorsque la vésicule biliaire renferme des calculs volumineux et qu'ils sont éliminés sous l'influence du traitement, leur expulsion ne peut se faire sans provoquer des coliques très-violentes. Toujours est-il que si cette crise n'avait pas été provoquée par l'usage des Eaux, elle eût été plus tard bien plus grave encore, par suite de l'accroissement progressif des calculs.

D'autres fois, l'irritation des voies biliaires est extrême, et l'excitation produite par le traitement suffit pour déterminer des coliques nerveuses du foie (hépatalgie).

On doit comprendre d'après cela combien les douches sont ici contre-indiquées. Une seule pourrait tout compromettre. Les bains, faiblement minéralisés au début, rendront de grands services. Quelquefois même ils constitueront tout le traitement des personnes très-impressionnables, ou ayant éprouvé récemment des accidents aigus.

Une dernière remarque, avant de terminer ce qui a trait aux coliques hépatiques.

Quelle que soit l'influence de l'alimentation sur l'état de la bile, et quelle que soit la relation qui existe entre la nature de la bile et la formation des calculs, il est hors de doute que, de même qu'il existe un état diathésique qui préside à la formation de l'acide urique et à son agglomération en calculs dans les voies urinaires, de même aussi il existe une diathèse qui, en dehors de toute obstruction des voies

biliaires et de tout ralentissement de la bile,
pousse à la séparation des matières grasses ou
colorantes qui entrent dans la composition
des calculs du foie. Aussi l'hérédité joue, relativement aux coliques hépatiques, un certain
rôle étiologique : c'est une remarque que j'ai
eu l'occasion de faire et que mes confrères de
Vichy ont certainement faite comme moi. Elle
a son importance, car elle permet de n'assi-
gner au traitement thermal qu'une action palliative, absolument comme pour la diathèse
urique. Il est vrai que c'est une action de
longue durée, et qu'après une saison à Vichy
les malades pourront rester un an ou deux
sans subir de nouvelles coliques ; mais ils ne
doivent jamais se laisser abuser par ce bien-
être momentané, au point de renoncer au régime approprié à leur état, à l'usage fréquent
des Eaux transportées, et surtout aux visites
périodiques à la source.

L'hypertrophie du foie, je l'ai déjà dit, est
plutôt un symptôme qu'une affection spéciale.

Elle accompagne l'hépatite, la congestion, l'état gras du foie, le catarrhe des voies biliaires, les coliques hépatiques ; mais quelquefois on ne peut la rapporter à aucun de ces états pathologiques.

Dans ces cas obscurs, où la maladie principale n'est pas nettement dessinée, on peut encore, s'il n'existe aucun accident aigu, administrer les Eaux de Vichy sous leurs principales formes, boisson (Grande-Grille), douches et bains demi-minéralisés.

Comment agissent les Eaux de Vichy contre les affections du foie ? Leur action paraît s'exercer primitivement sur la circulation, secondairement sur la sécrétion de la glande.

Je l'ai déjà dit, lorsque je me suis occupé, à un point de vue général, des effets produits par ces Eaux sur l'organisme : en bains et en boissons, elles activent la circulation générale; sous forme de douches, elle déterminent une révulsion au profit des parties périphériques. Elles tendent donc, de toutes manières, à dé-

gager les organes profonds, en accélérant chez
eux la progression du sang.

Le foie n'échappe pas à cette règle : le traitement thermal lui imprime une stimulation
qui, à l'état normal, pourrait, longtemps con-
tinuée, produire une veritable inflammation,
mais qui, bien dirigée, peut conduire, ainsi
que nous l'avons vu, aux meilleurs résultats.

Une question importante à se poser, est
celle-ci : la circulation sanguine de la glande
étant activée, que devient la sécrétion ?

Il est évident que cette dernière sera modifiée. Les glandes, retirant du sang les matériaux qui leur servent à fabriquer les humeurs
qu'elles sécrètent, on conçoit aisément que si le
sang coule très-lentement, il sera bien plus
complétement dépouillé des principes néces-
saires aux sécrétions que s'il coule avec rapidité.
Dans ce cas, le produit de la glande sera plus
dense, mais moins abondant. Supposez, au
contraire, la circulation très-active sans que la
composition du sang ait changé, la sécrétion
sera plus considérable, mais moins dense.

Dans un accès de fièvre intermittente, le rein se congestionne, comme la rate, comme le foie. Sa circulation propre est donc gênée : c'est peut-être pour cela que l'urine de la fièvre est en général dense et moins abondante. Il en est de même dans l'inflammation du rein, ou néphrite.

Sans doute, l'action nerveuse joue également un rôle capital dans les phénomènes sécrétoires ; mais je n'en parle pas ici, parce que, sans faire intervenir le système nerveux, je crois m'expliquer suffisamment les bons effets du traitement thermal dans les maladies dont j'ai parlé.

En effet, elles s'accompagnent toutes d'une gêne évidente de la circulation propre du foie.

Dans la congestion sanguine, il y a réplétion et dilatation des capilaires avec ralentissement du cours du sang:

Dans l'inflammation du foie, ces phénomènes sont suivis de stase et d'arrêt complet avec réplétion et distension des capillaires.

Voilà certainement deux cas où l'on ne peut nier que la circulation soit primitivement et profondément atteinte, et dans lesquels on peut s'expliquer parfaitement l'heureuse influence du traitement de Vichy.

Dans l'infiltration graisseuse, dans l'angio-cholite, dans la cholélithiase et dans l'hypertrophie simple du foie, le système circulatoire se trouve très-gêné dans son fonctionnement, par suite de la compression qu'exerce sur les vaisseaux sanguins, ou la graisse, ou la bile accumulée et arrêtée dans son cours, ou le parenchyme lui-même de l'organe. Ici, la circulation n'est atteinte que secondairement; mais ce ralentissement dans le cours du sang, d'effet peut devenir cause à son tour, en ce sens qu'il détermine la sécrétion d'une bile plus dense, plus épaisse, qui ne peut qu'augmenter la tendance à la formation des calculs, à l'inflammation des conduits excréteurs, et par suite à l'hypertrophie.

Ce cercle vicieux est heureusement rompu par le traitement thermal.

La circulation étant rétablie dans son état normal :

L'infiltration graisseuse peut disparaître, si elle n'a pas atteint *l'état gras,* parce que la graisse tend à repasser dans le torrent sanguin devenu plus rapide, par un phénomène de résorption, pour reparaître ensuite dans une sécrétion, bile, sueur, etc., ou servir à la réparation du tissu adipeux.

L'angiocholite peut être guérie, parce que la bile devenue plus fluide, perd ses propriétés irritantes.

La cholélithiase et par suite les coliques hépatiques sont très-heureusement influencées, parce que la bile rendue à sa densité normale, n'a plus aucune tendance à favoriser la formation de calculs nouveaux, et qu'au contraire, plus abondante et plus liquide, elle tend à entraîner les calculs anciens hors des voies biliaires.

Quelques auteurs ont prétendu que les Eaux de Vichy agissaient chimiquement sur la bile, et qu'elles ne la fluidifiaient qu'en l'alcalisant

davantage par le bicarbonate de soude. Le fait
est au moins douteux : aucune expérience di-
recte ne l'a prouvé, et l'on sait, au contraire,
par les expériences de M. Mosler, que les
substances chimiques qui se trouvent dans le
sang, n'apparaissent dans la bile qu'en quantités infinitésimales, tandis qu'elles passent en
général dans l'urine très-rapidement.

En somme, le traitement thermo-minéral
de Vichy est très-efficace dans certaines maladies du foie; l'expérience le prouve. Mais que
les malades n'oublient pas que les influences
climatériques ou hygiéniques ont le plus souvent donné naissance à leurs affections; et
qu'après le soulagement ou la guérison, ils ne
compromettent pas inconsidérément les béné-
fices qu'ils ont retirés de leurs visites à Vichy.

II

MALADIES DE LA RATE.

FIÈVRES INTERMITTENTES.

On n'est encore que bien peu avancé relativement aux fonctions de la rate et au mécanisme de ses altérations.

La splénite aiguë, ou inflammation aiguë, et la splénite chronique, ou engorgement hypertrophique, sont les seules maladies de cet organe que l'on ait étudiées avec quelque soin.

La splénite aiguë n'a évidemment aucun bien à recevoir des Eaux de Vichy, qui, par leur action stimulante, aggraveraient probablement l'état des malades.

Il n'en est pas de même de l'engorgement chronique de la rate.

Cette maladie se rencontre surtout dans les pays où règne la fièvre intermittente. Quelques auteurs ont même voulu faire de l'intumes-

4

cence de la rate, produite sous l'influence des miasmes, la cause des fièvres intermittentes ; d'autres ont renversé la question et ont regardé la fièvre comme cause de certains engorgements viscéraux, notamment de celui qui nous occupe. Les limites de cet ouvrage ne nous permettent pas de discuter ces deux opinions, qui comptent toutes deux des faits à leur appui. Disons seulement que dans les pays de marais, on observe souvent l'engorgement de la rate, en l'absence de la fièvre, mais qu'on observe aussi l'inverse. Il ne paraît donc y avoir entre ces deux affections aucune relation de cause à effet ; seulement elles se développent dans des circonstances étiologiques communes.

Les Eaux de Vichy, administrées sous forme de boisson, de douches et de bains, jouissent d'une grande efficacité contre l'engorgement splénique ; leur action est ici la même que dans l'engorgement du foie. C'est-à-dire qu'elles rétablissent directement, et par révulsion, la circulation de l'organe congestionné.

Les malades boiront à la source de la

Grande-Grille ou à celle de l'Hôpital, suivant l'état des organes digestifs, cette dernière source favorisant plus que toutes les autres leur fonctionnement. Les doses varieront de deux à six verres, suivant les sujets, suivant les complications qu'ils peuvent présenter, etc. Il y aura presque toujours lieu d'associer une source ferrugineuse, Mesdames ou Lardy, à celle qui fera la base du traitement, parce qu'il est rare que l'hypertrophie de la rate ne s'accompagne pas d'un degré plus ou moins prononcé d'anémie.

Les fièvres intermittentes rebelles, notam- les fièvres d'Afrique, qui ont résisté au sulfate de quinine, cèdent aussi au traitement miné- ral. C'est à la source la moins active du plateau de Vichy, à l'Hôpital, que vont boire les ma- lades de cette catégorie, mais ils ont grand besoin aussi d'aller se tonifier à Lardy. Les bains leur sont défendus.

Comment donc expliquer cette action fébri- fuge que possèdent les Eaux ?

En rétablissant la nutrition profondément

atteinte, elles mettent d'abord l'organisme à
même de réagir contre la maladie.

De plus, il ne faut pas l'oublier, elles contiennent un principe qui, administré séparément et à une dose équivalente à celle contenue dans un litre (ou cinq verres) d'Eau
minérale, a donné les résultats les plus inespé-
rés, alors que le sulfate de quinine avait complétement échoué (1), je veux parler de
l'arsenic. N'est-il pas légitime d'avancer qu'il
a une grande part dans les résultats obtenus ?

(1) Les sources les moins arsenicales de Vichy ren--
ferment deux milligrammes d'arséniate de soude par
litre. C'est exactement la quantité de ce sel contenue
dans vingt gouttes de *Liqueur de Pearson.*

III

MALADIES DE L'ESTOMAC

DYSPEPSIE.

Parmi les malades qui fréquentent Vichy, il en est peu qui ne soient atteints de dyspepsie : c'est que toute affection chronique qui s'accompagne d'un appauvrissement du sang, se complique presque toujours d'accidents dyspeptiques.

Ce qui caractérise la dyspepsie gastrique, c'est la forme intermittente des symptômes, qui se montrent toujours au moment de l'ingestion des aliments ou immédiatement après. Les malades éprouvent ordinairement un malaise général, de la pesanteur à l'épigastre, une tendance au sommeil, des brisements dans les membres, de la céphalalgie. Ces phénomènes disparaissent après l'accomplissement de la digestion, pour revenir au repas suivant. En un mot la dyspepsie n'est, ainsi que l'indique son étymologie, qu'une « difficulté de la digestion. »

Il semble étonnant qu'on ait songé à l'élever au rang de maladie, tandis que les gênes de la respiration (dyspnée), ou de la circulation n'ont jamais été considérées que comme des symptômes.

Sans doute, quand la digestion est troublée d'une manière chronique, tout s'en ressent dans l'économie, et il en résulte un ensemble de désordres que l'on rapporte avec raison à cette cause. Mais la dyspepsie, même celle qui n'a pas d'anatomie pathologique, et est dite pour cette raison essentielle, peut dépendre de causes morbides diverses qui, bien que nous échappant dans la plupart des cas, n'en existent pas moins. Je m'explique.

La physiologie nous enseigne comment s'opère la digestion stomacale. Nous savons que les aliments se trouvent en contact, dans l'estomac, avec le suc gastrique, qui leur fait subir une élaboration spéciale. Mais, — ces aliments doivent être d'une certaine nature,

— l'estomac doit exécuter certains mouvements, — le suc gastrique doit se trouver dans
certaines conditions de qualité et de quantité.
La digestion ne s'opèrera qu'à ce prix; elle
pourra donc manquer par la faute des aliments, par la faute de l'estomac, ou par celle
du suc gastrique. Ce vice pourra être momentané ou chronique. Passons en revue ces trois
ordres de causes.

1° *Aliments*. Personne n'ignore que ce sont
les substances albuminoïdes qui sont digérées
par le suc gastrique : l'albumine, la fibrine,
le gluten, la gélatine sont, dans l'espace de
trois à quatre heures, transformés dans l'estomac en albuminose. De plus, l'action sur
les matières féculentes commencée dans la
bouche au moyen de la salive, se continuant
dans l'estomac, ces matières achèvent de s'y
tranformer en sucre. A la fin d'une digestion
stomacale bien faite, on doit donc trouver
dans l'estomac de l'albuminose, de la fécule,
du sucre; des matières grasses, qui seront digérées dans l'intestin grêle, enfin les parties

réfractaires à la digestion, telles que cellulose, fibre vegétale, grains de fécule non
broyés, fragments de tendons, etc. Eh bien,
il peut se faire que les substances albuminoïdes soient ingérées en trop grande quantité,
de telle sorte que le suc gastrique ne soit plus
assez abondant pour les dissoudre : alors, ou
la digestion se prolongera beaucoup pour être
complète (bradypepsie), ou elle sera incomplète, d'où indigestion. Ces conditions anor-
males, se continuant pendant quelque temps,
mènent forcément à la dyspepsie. Il peut se
faire aussi que les aliments réfractaires à
la digestion d'une manière générale, soient
ingérés en trop grande abondance. Ainsi,
l'abus des matières grasses, celui des fruits, engendre la dyspepsie. Il faut tenir compte également des susceptibilités de chacun relativement à certains aliments. J'ai traité une jeune
demoiselle qui ne pouvait, sans éprouver une
violente indigestion, manger une seule cerise ;
une dame qui ne pouvait se permettre le plus
petit fragment de pomme de terre.

Une extrême division des aliments est une bonne condition pour qu'ils soient promptement attaqués. L'inverse mène forcément à des digestions lentes ou incomplètes. De là les personnes qui ont de mauvaises dents, et qui avalent sans mâcher suffisamment, sont-elles très-souvent dyspeptiques.

2° *Estomac.* Je l'envisagerai seulement ici au point de vue mécanique, et abstraction faite de ses pouvoirs de sécrétion et d'absorption. Ainsi considéré, cet organe est autre chose qu'un témoin impassible de la digestion : il y participe d'une manière active par ses mouvements réguliers, qui mettent continuellement toutes les parties du bol alimentaire en contact avec de nouvelles proportions du suc gastrique. Ces mouvements ont été étudiés directement sur des animaux et même sur des personnes atteintes de fistules gastriques. On sait qu'ils n'ont pas lieu d'ensemble, c'est-à-dire sur tous les points en même temps, mais qu'ils s'effectuent de place en place, comme dans l'intestin (mouvements péristaltiques). La masse alimentaire se trouve en conséquence promenée successivement dans toutes les parties de l'estomac. D'après les expériences de M. Beaumont, elles subissent une révolution complète dans l'espace d'une à trois minutes.

Supposons ces mouvements de l'estomac diminués par une cause quelconque : si la sécrétion gastrique reste la même (et elle est probablement diminuée dans ce cas), la digestion stomacale mettra certainement plus de temps à s'accomplir. Un repas ne sera pas encore entièrement digéré au commencement du repas suivant, et la nutrition en souffrira. Voilà une cause évidente de dyspepsie. Or cet effet sera produit, ou par une nourriture habituellement trop copieuse, qui, dilatant outre mesure l'estomac, produira une sorte d'inertie de ses fibres musculaires, ou par une sorte de paralysie du nerf pneumogastrique, qui tient sous sa dépendance les mouvements de l'organe central de la digestion. Sans doute, dans l'état actuel de la science, il serait bien

difficile de diagnostiquer à coup sûr une lésion
de cette nature, mais on est conduit par l'analogie à la considérer comme devant exister
quelquefois. Une compression produite par
les parties environnantes, la diathèse rhumatismale et même des influences morales,
doivent gêner le fonctionnement du pneumogastrique comme elles gênent parfois celui
des autres nerfs plus accessibles à l'observation.

3° *Suc Gastrique.* Il est versé dans l'estomac par une multitude de petites cavités
sécrétoires appelées *follicules gastriques.* Ce
liquide s'écoule en petite quantité pendant la
vacuité de l'estomac, mais en abondance lorsque les parois de cet organe sont excitées par
le contact des aliments, et surtout des aliments
solides. Les expériences de MM. Bidder et
Schmidt sur une femme atteinte de fistule
gastrique, tendent à démontrer que la quantité de suc gastrique sécrétée dans l'espèce
humaine s'élève environ à cinq cents grammes
par heure pendant les digestions.

On sait que le suc gastrique renferme à l'état normal :

Eau	99, 44	
Matières organiques	0, 32	100
Sels	0, 24	

Parmi les matières organiques, la pepsine et l'acide lactique sont remarquables, en ce qu'elles suffisent à elles seules pour opérer, même en dehors de l'estomac, la chymification des substances albuminoïdes.

Tel est, en peu de mots, le suc gastrique, quand il est sécrété normalement ; mais il peut varier : 1° en quantité, 2° en qualité.

1° J'ai déjà dit que c'est surtout le contact des corps solides qui, en excitant les parois de l'estomac, détermine la sécrétion du suc gastrique. — C'est pour cela qu'avant que que M. Blondlot eût vulgarisé la pratique des fistules gastriques, on se procurait ce liquide en faisant avaler aux animaux des éponges sèches, que l'on retirait ensuite au moyen de ficelles disposées *ad hoc*. — Si l'aliment qui provoque ainsi l'écoulement du suc gastrique est directement attaquable par lui, il est probable que la sécrétion s'arrête ou devient très-minime, dès qu'il est suffisamment élaboré. Si l'aliment n'est pas digestible, ou est difficilement digestible, ou est mal cuit, ou est en trop fortes proportions, l'écoulement du suc gastrique sera beaucoup plus abondant, et la digestion plus longue et moins parfaite. Un pareil état de choses longtemps continué produit la dyspepsie, parce que l'alimentation insuffisante mène à l'anémie, et parce que la sécrétion exagérée d'une glande mène également à l'anémie, qui elle-même engendre presque toujours la dyspepsie.

Dans d'autres circonstances, le suc gastrique peut être diminué en quantité : c'est d'abord lorsque les aliments eux-mêmes sont peu abondants; mais la dyspepsie provient évidemment dans ce cas d'une alimentation insuffisante; c'est ensuite dans certaines perturbations nerveuses qu'on ne connaît pas dans

leur essence, mais qu'on peut du moins soupçonner.

Et d'abord, établissons que c'est le nerf
grand-sympathique qui tient sous sa dépendance cette sécrétion comme toutes les autres.
Les expériences de M. Pincus ont bien démontré ce fait. Il coupe les deux nerfs pneumo-
gastiques d'un chien, dans la région du cou,
suivant la méthode commune : l'estomac ne
se meut plus, mais la sécrétion du suc gastrique continue avec tous ses caractères. Il les
coupe au niveau de l'anneau œsophagien : le
lait injecté dans l'estomac ne se coagule plus
et le liquide extrait de la cavité gastrique ne
présente plus qu'une réaction alcaline.

C'est aussi du grand-sympathique, mais grâce à ses connexions avec la moelle, que dépend
cette sensibilité obtuse de la muqueuse stomacale, qui transmet aux centres l'impression
produite par les aliments et provoque, par
une action réflexe, et les mouvements de l'estomac et la sécrétion gastrique. Le fait a été
constaté expérimentalement. Donc, que par

un vice de l'innervation, la sensibilité stomacale soit émoussée, ou que les glandules gastriques soient frappées dans leur activité, la
quantité de suc sécrétée sera insuffisante.

2° Le suc gastrique peut être aussi altéré en
qualité. Souvent son acidité augmente; de là,
des aigreurs, et à un degré plus élevé, des
rapports acides, en même temps qu'un sentiment de brûlure à l'épigastre (*pyrosis*). Sous
quelle influence cette acidité augmente-t-elle?
Ici, nos connaissances sont peu avancées;
nous ne pouvons encore invoquer qu'une
perturbation du nerf grand-sympathique.
Dans d'autres cas, l'acidité diminue ou disparaît, ou est remplacée par de l'alcalinité. Cet
effet doit se produire dans plusieurs circonstances. Quand, sous l'influence d'une inflammation, ou d'une excitation quelconque, les
glandes de Lieberkhun sécrètent une grande
quantité de mucus, comme ce mucus a une
réaction légèrement alcaline, l'acide du suc
gastrique se trouve à la fois dilué et en partie
neutralisé; mais il ne paraît pas possible que

cette cause parvienne à changer la réaction du suc gastrique d'acide en alcaline. Si donc ce liquide est quelquefois alcalin, ce qui est probable, mais ce qui n'a pas été démontré directement, il faut encore attribuer ce phénomène à une action nerveuse. Je dis que ce fait est probable parce que toutes les sécrétions accessibles à la vue perdent, dans certains cas, leur réaction normale. L'urine, ordinairement acide, se montre quelquefois alcaline; la sueur, qui est normalement acide, peut devenir aussi alcaline; la salive, d'alcaline devient acide. Pourquoi le suc gastrique échapperait-il à ces perversions ?

Son excès d'acidité produit, nous l'avons vu, des aigreurs, une sensation de brûlure. (Mais il se pourrait aussi que cet effet fût dû quelquefois à une diminution de la sécrétion muqueuse, destinée, on le sait, à protéger les parois de l'estomac). La digestion souffre-t-elle de cet état de choses ? L'expérience démontre que oui; ce n'est pas que les aliments soient moins bien attaqués par un liquide un peu plus acide

que de coutume; c'est probablement parce
que l'estomac est comme énervé, paralysé par
cette action caustique, et ne se contracte plus
aussi bien. Si le suc gastrique est alcalin, ce
sera une cause plus évidente encore de dyspepsie, car il est démontré que la pepsine non
acidifiée est impuissante à opérer la digestion
des matières albuminoïdes.

De même, une diminution dans la proportion de pepsine serait de toute évidence une
cause de dyspepsie. Cette diminution peut être
attribuée à une perversion nerveuse, ou à un
état anémique du sujet, si l'on juge par l'analogie. C'est ainsi du moins que les choses se
passent pour les sécrétions dont les produits sont rejetés au dehors, la sécrétion
urinaire, par exemple. Une urine très-claire,
d'une faible densité, pauvre en urée et en sels,
provient ordinairement d'un sujet anémique;
mais un sujet sanguin, sous l'influence d'une
émotion morale vive, comme la peur, rendrait
une urine toute semblable. Dans le premier
cas, le sang appauvri ne peut fournir des

principes qu'il n'a pas; dans le second, sa circulation plus active s'oppose à leur séparation
complète, ou le système nerveux de la glande
est lui-même influencé.

Voilà pourquoi les personnes très-nerveuses
et les personnes affaiblies par de longues maladies ou des pertes de sang, deviennent facilement dyspeptiques.

Un auteur auquel l'histoire de la dyspepsie
doit beaucoup, M. Beau, considérait l'anémie
comme la condition *sine quâ non* de sa production. On ne saurait adopter une opinion
aussi exclusive; mais si l'anémie ne précède
pas toujours la dyspepsie, elle la suit constamment, parce qu'il est impossible qu'une digestion incomplète ne soit pas suivie d'une
absorption, d'une réparation, d'une nutrition
incomplète; et qu'on remarque ce fait, très-
important dans l'histoire de cette affection,
l'anémie une fois produite devient à son tour
cause de dyspepsie, l'augmentant, si les causes
premières persistent, l'entretenant seulement,
si elles ont disparu. On conçoit d'après cela

pourquoi les maladies chroniques s'accompagnent souvent de dyspepsie ; c'est qu'elles engendrent presque toujours l'anémie.

Les considérations précédentes peuvent se
résumer ainsi :

« La dyspepsie n'est jamais que le symptôme : ou d'une anémie essentielle, ou d'une
maladie chronique, ou d'une névrose stomacale de mouvement, de sensibilité, ou de sécrétion. »

Le traitement thermal de Vichy est de tous
les traitements usités celui qui réussit le mieux
aux dyspeptiques. Je ne prétends pas qu'il les
guérisse constamment, mais j'affirme qu'il les
guérit le plus souvent et les soulage toujours.
On peut du reste prévoir, d'après la cause de
la dyspepsie, le degré d'efficacité que posséde-
ront les Eaux.

Si elle dépend d'un état anémique du sujet,
elle disparaîtra bientôt sous l'influence du traitement et pour ne plus revenir. En effet, l'ané-

mie, ainsi que je le dirai plus tard (1), loin de
s'aggraver à Vichy, comme quelques esprits
systématiques persistent à l'affirmer, s'y guérit
aisément, parce que toutes les fonctions de
nutrition, profondément altérées, se rétablissent en peu de temps.

Est-elle symptomatique d'une maladie chronique? Si cette maladie est une de celles qui ne
peuvent être traitées à Vichy, cancer de l'estomac, phthisie pulmonaire, affections valvulaires
du cœur, etc., l'amélioration momentanée de
la dyspepsie n'empêcherait pas l'affection principale de suivre sa marche ordinaire et même
de redoubler d'activité.

Si la maladie chronique relève au contraire
du traitement minéral, ou bien elle est curable
par les Eaux (engorgement du foie, de la rate,
de l'utérus, albuminurie à la seconde période,
etc.), et dans ce cas on peut légitimement espérer la guérison radicale de la dyspepsie, ou
bien elle peut simplement être amendée d'une

(1) Voir à l'article *Chloro-anémie.*

façon plus ou moins durable (goutte, diathèse urique, etc.), et alors la dyspepsie peut ne disparaître que momentanément.

Restent enfin les dyspepsies dépendant de névroses de l'estomac. Ces névroses affectent, comme je l'ai dit, le mouvement, la sensibilité ou la sécrétion.

Que les contractions de l'organe soient diminuées, ou que sa sensibilité se soit émoussée, on conçoit qu'un traitement excitant comme celui-ci ait le pouvoir de réveiller ces fonctions endormies. Mais est-on certain d'obtenir ainsi un rétablissement durable ? Non, les résultats ne seront en général que palliatifs, à moins d'associer l'hydrothérapie, si efficace contre les névroses, à l'usage interne des Eaux minérales. A Vichy même, grâce à un Etablissement hydrothérapique bien dirigé, les deux traitements peuvent se compléter l'un l'autre.

Arrivons aux vices de sécrétion. Si la sécrétion gastrique est trop active, c'est là une cause de dyspepsie par appauvrissement du sang, et nous connaissons déjà les ressources que l'on trouve alors dans le traitement.

Mais l'anémie et la dyspepsie ayant disparu, on ne peut encore se vanter d'avoir atteint la cause qui est une perversion du système nerveux. Voilà un autre cas où l'hydrothérapie fera merveille. Il en sera de même si la sécrétion est diminuée, ou si elle est trop acide ; les Eaux de Vichy modifieront pour un temps le symptôme, mais les moyens hydrothérapiques atteindront plus sûrement la cause.

Si la sécrétion gastrique était alcaline, ce dont on ne pourrait s'assurer que s'il survenait des vomissements, ou si l'on en provoquait, le traitement par les Eaux minérales alcalines serait-il contre-indiqué? Tel n'est pas mon avis, voici pourquoi : le sang est normalement alcalin, le suc gastrique acide. C'est donc par l'activité propre de la glande que la sécrétion, au lieu d'être alcaline, est acide. On peut soupçonner d'après cela que c'est au contraire par une sorte de paresse, d'inertie de cette glande, que la sécrétion possède la même réaction que le sang. L'effet stimulant des Eaux peut donc rétablir momentanément le fonctionnement de l'appareil glandulaire, et ici encore l'hydrothérapie fera le reste.

D'après les considérations précédentes, on peut diviser, relativement au traitement de Vichy, les dyspepsies en quatre classes :

1° *Dyspepsies que les Eaux ne feraient qu'aggraver :* celles symptomatiques d'affections aiguës, ou de certaines affections chroniques auxquelles ces Eaux sont contraires, comme le cancer, les maladies du cœur, etc.;

2° *Dyspepsies susceptibles d'être guéries pour un temps, ou améliorées :* celles qui sont symptomatiques d'affections chroniques non absolument curables, mais avantageusement modifiées à Vichy, comme la goutte, la diathèse urique, la cholélithiase, etc.;

3° *Dyspepsies pouvant être guéries par l'association du traitement hydrothérapique au traitement minéral :* celles dépendant de névroses de l'estomac;

4° *Dyspepsies dont la guérison est la règle :*
celles symptomatiques d'une anémie simple,
ou d'affections chroniques, facilement curables
par les Eaux de Vichy, comme les engorgements abdominaux.

Il n'y a pas de source spéciale aux dyspeptiques, bien que celle de l'Hôpital ait la réputation de convenir davantage à ce genre
d'affection. On doit être persuadé, d'après ce
qui précède, que l'indication principale est de
traiter la maladie dont elle est le symptôme ;
cette indication une fois remplie par la source
appropriée, c'est avec avantage qu'on s'adres-
sera à l'Hôpital, surtout quand les accidents
nerveux seront prononcés, cette source étant
la moins excitante du bassin de Vichy. Les
malades devront aussi faire une partie de
leur traitement à Lardy ou à Mesdames,
pour combattre plus directement l'anémie
primitive ou consécutive, qui accompagne
constamment leur dyspepsie.

Telles sont les règles générales auxquelles il

faut se soumettre. Le médecin traitant pourra seul décider la règle à suivre dans chaque cas particulier.

Il est sous-entendu que les malades prendront en général des bains demi-minéraux quotidiens, quand l'affection principale ne les contre-indiquera pas. Les douches épigastriques rendront souvent des services, particulièrement dans les cas de dyspepsies atonique et flatulente. Quant aux douches ascendantes, elles ne doivent pas être négligées lorsqu'il existe de la constipation.

GASTRALGIE.

La gastralgie est une névrose douloureuse de l'estomac, se manifestant d'ordinaire sous forme de crises violentes et le plus souvent en dehors du travail de la digestion. Il existe donc une ligne de démarcation bien tranchée entre la dyspepsie et la gastralgie, qui autrefois étaient confondues. La première est purement un trouble de la digestion ; la dernière, quoique liée quelquefois à la digestion, a une

existence propre, en dehors de l'exercice de
cette fonction : c'est une hypéresthésie des
filets nerveux sensitifs que l'estomac reçoit du
grand-sympathique.

La gastralgie peut être aiguë ou chronique :
il est inutile de dire ici que la gastralgie aiguë
ne peut pas se traiter à Vichy, aucune maladie
aiguë ne pouvant s'accommoder du traitement
thermal, qui est excitant.

La gastralgie chronique est continue ou intermittente ; continue, elle présente ou non
des exacerbations à certains moments de la
journée ou à certaines époques ; intermittente,
elle se manifeste surtout par crises plus ou
moins éloignées.

La douleur est le principal symptôme de la
gastralgie; mais ce qui la distingue de celle qui
accompagne les névralgies de la vie de relation, c'est qu'elle diminue plutôt qu'elle n'augmente à la pression. Des malades la comparent
à la sensation d'un fer rouge, à un tortille-
ment, à une constriction violente; d'autres se
plaignent d'éprouver dans l'estomac la sensa-

tion de la marche d'un reptile. Elle est jusqu'à un certain point supportable lorsque la gastralgie est continue; mais, au moment des exacerbations ou des crises, elle devient intolérable. Les pauvres malades sont alors obligés de chercher un soulagement en prenant les positions les plus bizarres : ils s'étendent à plat ventre, ou se roulent par terre, ou compriment par d'autres moyens la région épigastrique. Les crises durent souvent plusieurs heures sans qu'on puisse les calmer, après quoi, tout rentre dans l'ordre.

Considérée au point de vue étiologique, cette affection est essentielle ou symptomatique.

La gastralgie essentielle est celle que l'on ne peut rapporter à aucune lésion organique, ni à aucun autre état pathologique. Les tempéraments nerveux y sont surtout prédisposés, quoique les autres tempéraments n'en soient pas à l'abri. L'hérédité paraît jouer, dans certains cas, un grand rôle. Mais une influence qu'on ne peut méconnaître est celle

de l'irrégularité dans les heures des repas. Les
personnes qui, par leur genre de vie, sont obligées de retarder souvent le moment de se mettre à table, sont plus sujettes que les autres à
la gastralgie.

La gastralgie symptomatique survient sous
les influences les plus diverses. Toutes les
affections de l'estomac, avec ou sans lésions
organiques, peuvent la produire; le cancer,
l'ulcère simple, la gastrite, la dyspepsie. Les
névroses convulsives sont aussi une cause dé-
terminante très-souvent constatée. Enfin,
d'une manière générale, l'anémie dépendant,
soit d'une maladie antérieure, soit d'une mauvaise alimentation, l'anémie, si favorable au
développement de tous les troubles nerveux,
est une des causes les plus fréquentes de cette
maladie. De même, la chlorose s'accompagne
de gastralgie. Enfin, les diathèses herpétique,
rhumatismale et syphilitique, ont été considérées également comme lui donnant fréquemment naissance : il est probable qu'elles
n'agissent, dans ce sens, que par l'intermé-

diaire de l'anémie, qu'elles produisent presque toujours.

En résumé, la gastralgie symptomatique provient : ou d'une maladie de l'estomac, ou d'une anémie qui peut être elle-même sous la dépendance d'une autre affection, ou d'une névrose.

Le traitement thermo-minéral de Vichy ne convient pas, l'expérience et la théorie l'apprennent également, à tous les genres de gastralgie. Il est formellement contre-indiqué dans certains cas ; ainsi, lorsque la maladie est sous la dépendance d'une lésion organique profonde, susceptible d'être activée par l'influence excitante des Eaux, cancer de l'estomac, du foie, ou de l'utérus, phthisie pulmonaire, affection du cœur, etc. L'ulcère simple de l'estomac, sans motiver la même proscription, exige une extrême réserve dans la direction du traitement.

J'ai été appelé, pendant la saison de 1867, à donner des soins à un jeune homme de 30 ans, atteint d'ulcère simple de l'estomac compliqué de dyspepsie et de gastralgie. Ce malade vomissait souvent, soit du sang pur, soit un liquide couleur chocolat; son teint n'était pas jaune paille, et aucune tumeur n'existait à la région épigastrique; mais il y avait là une sensibilité extrême à la pression ; le diagnostic ne paraissait donc pas douteux. Depuis longtemps que cet état durait, la nutrition avait considérablement souffert. Les Eaux de Vichy, administrées dans ce cas avec la plus grande prudence et une surveillance incessante, ont produit une amélioration des plus notables. J'ai la conviction que ce malade, abandonné à lui-même au milieu des crises qui m'ont obligé à suspendre plusieurs fois son traitement, eût infailliblement succombé.

A côté des cas où les Eaux sont dangereuses, se placent ceux où elles sont contraires. M. Durand-Fardel les a vu rarement réussir dans les gastralgies dites *essentielles*, surtout lorsqu'elles existent d'une manière continue. On conçoit que dans cette forme de la maladie, les sédatifs, spécialement les narcotiques, seront plus de mise qu'une médication excitante. Il en est de même quand la gastralgie dépend d'une affection nerveuse, comme l'hystérie. Mais où Vichy perd ses droits, l'hydrothérapie reprend tous les siens, et il arrive quelquefois que des gastralgiques devenus plus souffrants pendant le traitement, se guérissent, à Vichy même, par les moyens hydrothérapiques.

. · Dans d'autres cas, les Eaux auront des effets seulement palliatifs : c'est quand la gastralgie dépendra d'une maladie susceptible d'être heureusement modifiée, mais non radicalement guérie à Vichy. Telle est la gastralgie goutteuse; elle peut disparaître tout-à-fait; mais puisque la goutte lui survit, n'est-il pas à craindre que cette cure ne soit pas définitive?

Enfin le traitement pourra être réellement curatif lorsque la maladie principale sera de celles qui se guérissent par nos sources. Les engorgements du foie, de la rate, de l'utérus, mènent à l'anémie, et secondairement à la dyspepsie ou à la gastralgie, quelquefois à toutes deux. L'anémie et la chlorose s'accompagnent aussi très-souvent de gastralgie. Dans tous ces cas, les Eaux auront le plus grand succès.

A quelle source boiront les gastralgiques ?. Celle de l'Hôpital leur convient beaucoup, parce qu'elle est peu excitante ; mais il est évident, d'après les considérations dans lesquelles je suis entré, qu'elle sera rarement suffisante. En effet, quand la gastralgie ne sera pas essentielle, c'est-à-dire le plus souvent, il faudra songer avant tout à combattre la maladie principale par la source appropriée. Enfin, il faudra tenir compte aussi de l'état presque toujours anémique du malade, et ne pas négliger l'usage sagement réglementé des Eaux ferrugineuses.

Les gastralgiques doivent boire très-peu, surtout au début, parce qu'ils supportent très-difficilement l'eau minérale : quelques-uns même ne la supportent pas du tout. C'est au médecin qu'incombe la tâche si délicate de doser le médicament suivant la susceptibilité du malade : que celui-ci n'oublie pas que le moindre excès sous ce rapport peut provoquer de nouvelles crises, c'est-à-dire, non-seulement le faire beaucoup souffrir, mais encore l'obliger à interrompre ou même à suspendre définitivement sa cure.

Pour ce motif, c'est le plus longtemps possible après une crise aiguë qu'il faudra venir se traiter à Vichy.

Les bains minéralisés rendront en général les plus grands services, puisque les malades supportent assez mal l'eau en boisson. Chez quelques-uns même, ils constitueront tout le traitement. Leur température doit être peu élevée, 28 à 30 degrés environ ; leur minéralisation faible au début, et appropriée au tempérament nerveux des personnes gastralgiques, sera augmentée graduellement jusqu'à la proportion ordinaire (moitié eau ordinaire et moitié eau douce).

Quant aux douches, elles ne réussissent pas toujours, mais elles ne sont jamais indifférentes : leur action peut produire beaucoup de bien ou beaucoup de mal, suivant les sujets, et aussi suivant la cause de la gastralgie. Dans ces conditions, le plus sage est de s'abstenir de ce moyen, ou de n'y avoir recours que lorsque les autres n'ont pas réussi.

GASTRITE CHRONIQUE.

Si Broussais avait donné à la gastrite une trop grand importance, on peut reprocher aux modernes d'être tombés dans l'excès opposé. Peu de médecins aujourd'hui ont l'occasion de traiter des gastrites, non parce qu'elles sont très-rares, mais parce que, à moins d'être très-violentes, elles n'ont pas toujours des caractères tranchés, tels que : douleur épigastrique augmentant à la pression, vomissements bilieux avec ou sans nausées, anorexie, fièvre plus ou moins intense, etc. Ce sont là, comme on le sait, les principaux symptômes de la gastralgie aiguë, symptômes qui existent aussi, mais à un moindre degré, dans la gastrite chronique.

Il est imposible qu'un organe aussi vascularisé que l'estomac, recevant des excitations
constantes du dehors par les aliments, et du
dedans par le sang qui y afflue en grande abondance pendant les digestions, ne soit pas très-
exposé aux inflammations. Que l'excitation
venue du dehors soit trop vive, par exemple
si l'on a ingéré des aliments très-épicés, ou
des substances acides, ou bien si l'on a abusé
des vomitifs ; que celle venue du dedans dépasse les bornes physiologiques, par exemple
s'il y a congestion sanguine violente, hypersécrétion ou excès d'acidité du suc gastrique,
ce seront là autant de causes d'inflammation ;
mais cette inflammation passera souvent inaperçue, parce que la sensibilité des viscères
est très-obtuse, et elle disparaîtra d'elle-même
sans laisser de traces. A un degré plus élevé,
la gastrite s'accompagnera de fièvre et des
autres caractères que nous lui avons assignés
plus haut. Sous cette forme aiguë, elle contre-
indique le traitement de Vichy.

La gastrite chronique succède à l'état aigu,

ou bien se montre dans le cours de certaines maladies chroniques. Les lésions organiques de l'estomac s'accompagnent toujours de gastrite ou généralisée, ou limitée au pourtour des lésions ; il est impossible de concevoir le cancer ou l'ulcère de l'estomac sans un certain degré de gastrite. La phthisie pulmonaire se complique aussi très-souvent de gastrite. Enfin, cette affection peut prendre naissance par le contact irritant de la bile avec les parois de l'estomac, lorsqu'il se produit des vomissements bilieux fréquents, comme dans l'hépatite, le catarrhe des voies biliaires, etc.

Telles sont, en peu de mots, les principales causes de la gastrite. Ses effets ne sont pas moins intéressants à étudier, au point de vue du traitement minéral.

Lorsqu'une muqueuse est enflammée, le mucus qu'elle sécrète est à la fois plus épais et plus abondant. Cette hypersécrétion muqueuse, que l'on peut constater dans la gastrite par la nature des vomissements, devient une cause d'affaiblissement tout aussi certaine que celle provenant des écoulements muqueux d'une autre origine, tels que la bronchorrhée, la leucorrhée, etc. Si l'on a égard, en outre, à la répugnance des malades pour les aliments solides, on voit que forcément chez eux l'équilibre de la nutrition est rompu ; d'une part, dépense plus considérable, de l'autre, recettes moindres ; d'où forcément appauvrissement du sang, anémie.

D'un autre côté, l'inflammation de la muqueuse stomacale, en déterminant son hypertrophie, doit s'opposer mécaniquement à l'excrétion du suc gastrique, et l'inflammation atteignant les glandes gastriques elles-mêmes, doit altérer leur produit. Ne voit-on pas l'inflammation des autres glandes changer la nature de leurs sécrétions ? Dans la néphrite chronique, par exemple, l'urine, d'acide devient presque toujours alcaline. Il est possible que dans la gastrite, le suc gastrique devienne de même alcalin ; dans tous les cas, se trouvant mêlé à une grande quantité de mucus, lequel est alcalin, son acidité doit, sinon dis-

paraître, du moins diminuer considérablement. Par suite, la digestion se fera forcément
moins bien, d'où, à la longue, dyspepsie ou du
moins assimilation incomplète, seconde cause
d'anémie.

Voilà donc un estomac enflammé, baigné
de sécrétions altérées en quantité et en qualité,
obligé malgré tout à se mouvoir sur le bol
alimentaire, mais inhabile à digérer comme
d'habitude. N'est-ce pas assez de toutes ces
causes réunies pour produire une souffrance
spontanée, une véritable gastralgie, qu'il faut
distinguer de la sensibilité vague de la muqueuse ? L'expérience clinique démontre d'ailleurs que certaines personnes affectées. de
gastrite, éprouvent à la fois des douleurs con-
tinues s'exaspérant à la pression, et paraissant
appartenir à la muqueuse stomacale, et des
douleurs intermittentes, diminuant dans les
mêmes conditions, et affectant la marche des
névralgies.

Donc la gastrite mène à la dyspepsie et
même à la gastralgie. De plus, ces deux der-

nières affections, une fois produites, peuvent lui survivre, grâce à la persistance de l'anémie. Il résulte de là que la tâche du médecin n'est pas toujours terminée lorsque la maladie principale a disparu.

La gastrite peut-elle être toujours traitée à Vichy? Non, certes; lorsqu'elle est symptòmatique d'un cancer de l'estomac ou de la phthisie pulmonaire, le traitement thermal est absolument contre-indiqué. Il doit être dirigé avec une grande circonspection, quand elle dépend d'un ulcère de l'estomac.

En dehors de ces circonstances, il pourra être employé sans crainte. Il ne sera, il est vrai, que palliatif, si la gastrite a été produite par une maladie que Vichy ne peut guérir définitivement: par exemple la diathèse rhumatismale ou goutteuse, ou une névrose de l'estomac; mais si elle provient d'un vice d'alimentation, d'une hépatite chronique ou de toute autre maladie curable à Vichy, on sera en droit d'espérer une guérison définitive.

Comme dans les autres maladies de l'estomac, c'est la source de l'Hôpital qui est préférée ici pour le traitement interne ; mais il est rare qu'on puisse s'en tenir là, et qu'on ne trouve pas la nécessité de lui associer d'autres sources pour combattre l'anémie (Lardy, Mesdames), la diathèse goutteuse (Célestins), l'herpétisme (source du Parc), etc.

Les bains demi-minéraux quotidiens sont ici de rigueur, et les douches sur la région épigastrique produiront d'excellents effets quand la gastrite ne s'accompagnera pas de gastralgie.

Le mode d'action des Eaux de Vichy contre la gastrite est le même que contre les autres inflammations viscérales chroniques. Sous forme de bains et prises à l'intérieur, elles activent la circulation générale ; sous forme de douches elles déterminent une révulsion énergique. Cette double influence fait revenir rapidement l'organe enflammé et congestionné à son état physiologique, à un fonctionnement régulier, et cette amélioration peut, dans certains cas signalés plus haut, devenir définitive.

IV

MALADIES DES INTESTINS.

ENTÉRITE CHRONIQUE.

On a vanté les bons effets du traitement de Vichy dans l'entérite chronique, et des auteurs très-recommandables ont cité des cas de guérison radicale, à côté de cas moins heureux, où ils ont échoué ou seulement obtenu une légère amélioration.

C'est encore dans l'étiologie que nous trouverons les raisons de ces différences.

L'entérite est une inflammation de l'intestin grêle, s'étendant ou non au gros intestin. Ce n'est que lorsque cette inflammation est chronique, qu'on peut songer à la traiter par les Eaux de Vichy.

A l'état de simplicité, l'entérite chronique reconnaît pour symptômes des selles liquides ne dépassant pas d'ordinaire cinq ou six par jour et renfermant beaucoup de matières glaireuses ou pseudo-membraneuses ; des coliques, des gargouillements, l'altération de la face, l'amaigrissement, une légère accélération du pouls, la diminution des fonctions cutanées, et des troubles marqués de la digestion.

Cette maladie, envisagée relativement à ses causes, est ou essentielle ou symptomatique.

Essentielle, elle peut dépendre de l'alimentation, que celle-ci soit mauvaise ou trop abondante, ou bien du climat; ainsi, les climats humides et malsains prédisposent grandement à ce genre d'affection.

Symptomatique, elle reconnaît pour causes, soit une diathèse comme la diathèse herpétique, scrofuleuse, rhumatismale, syphilitique, vermineuse, soit des altérations organiques siégeant sur le canal intestinal lui-même, comme des tubercules ou des produits cancéreux.

A propos de l'hépatite et de la gastrite, j'ai déjà fait remarquer combien les inflammations viscérales chroniques, surtout lorsqu'elles sont essentielles, s'accommodent bien du traite-

ment minéral de Vichy. L'entérite chronique
ne fait pas exception à cette règle. Seulement,
comme on ne peut pas toujours avoir recours
au traitement interne, à cause de la susceptibilité extrême des organes digestifs, c'est surtout aux moyens externes qu'il faut s'adresser.
Dans les considérations générales sur le mode
d'action des Eaux de Vichy (1), j'ai montré par
quel mécanisme nos bains minéraux accélèrent
la circulation périphérique et activent les
sécrétions cutanées. On doit comprendre par
là quels heureux effets ils peuvent avoir dans
une maladie où les fonctions de la peau sont
presque entièrement supprimées, et dans laquelle il y a appel de sang vers une grande
partie de la surface interne. Les douches,
employées avec discernement, agiront dans le
même sens que les bains ; mais avec une plus
grande énergie.

Si le traitement interne n'est pas toujours
possible au début, il le devient lorsqu'une

(1) Voir au commencement de cet ouvrage.

amélioration manifeste a été obtenue par l'usage des bains. Les sources qui sont alors indiquées, sont : 1° Les sources peu excitantes,
comme le Puits-Chomel ou l'Hôpital ; 2° les
ferrugineuses, comme Mesdames et Lardy.
Ces dernières, par leurs propriétés éminemment toniques et reconstituantes, relèveront
les forces des malades, et combattront avec
avantage l'anémie produite par une sécrétion
intestinale exagérée.

Si l'entérite chronique essentielle peut-être
considérée comme toujours curable à Vichy,
lorsque le traitement institué est rationnel,
il n'en est plus de même de l'entérite symptomatique.

Eliminons d'abord les entérites de cause
tuberculeuse ou cancéreuse, qui ne peuvent
qu'empirer sous l'influence des Eaux.

L'entérite herpétique peut certainement se
trouver bien de Vichy, et même disparaître
assez rapidement. Mais si l'herpétisme est
réellement en cause, est-on en droit de croire
à une guérison radicale ? Non : les Eaux

sulfureuses seules ont sur la diathèse herpétique une action curative. C'est pourquoi, si
l'on veut retirer de Vichy tout le bien possible,
il faut s'adresser aux sources légèrement
sulfureuses, comme celles du Parc et du Puits
Chomel, et alterner les bains de Vichy avec
les bains sulfureux artificiels.

Contre l'entérite scrofuleuse, les Eaux employées seules seront encore moins efficaces ;
si elles parviennent à effacer cette manifestation
de la diathèse, ce ne sera que transitoirement,
parce qu'elles n'ont aucune action sur la diathèse elle-même. Ce sont les Chlorurées
Sodiques, les Sulfurées et les Iodurées qui
auront ici le plus de pouvoir. Néanmoins on
pourra, avec un certain avantage, combattre
la cause par un traitement approprié (iode,
huile de foie de morue, etc.), en même temps
que l'on combattra l'effet par l'usage de nos
Eaux alcalines.

J'en dirai autant de l'entérite syphilitique,
et de l'entérite vermineuse, qui ne se trouveront bien de nos thermes qu'à la condition

d'être attaquées conjointement par des moyens médicamenteux s'adressant directement à leur cause.

Reste enfin l'entérite dite arthritique. Elle est de nature rhumatismale ou goutteuse. Dans le premier cas, elle ne relève pas de Vichy, mais bien d'une station sulfureuse, ou encore des Eaux de Plombières dont l'efficacité dans ce genre d'affection est reconnue. Dans le second cas, elle ne peut que se trouver bien du traitement minéral, comme la diathèse goutteuse elle-même dont elle n'est que l'expression. Cette diathèse, je le dirai plus tard, n'est entièrement curable par aucune médication, et les Eaux de Vichy elles-mêmes n'ont sur elles que des vertus palliatives ; mais leurs bons effets sont si marqués et de si longue durée, qu'en visitant fréquemment notre station thermale les malades peuvent vivre dans un état de santé relative, et, ce qui est un avantage bien appréciable, sans souffrance. Quant à l'entérite goutteuse, combattue à la fois directement et dans sa cause, elle a bien des chances pour être guérie définitivement à Vichy.

INERTIE DU GROS INTESTIN.

Ce n'est pas à proprement parler une maadie : c'est une incommodité réelle, existant quelquefois en dehors de tout état pathologique, mais venant souvent compliquer diverses affections des voies digestives.

On sait que les intestins exécutent continuellement sur les matières fécales une sorte de mouvement vermiculaire, qui a pour but et pour effet de les faire progresser. On sait aussi que ces matières n'étant expulsées qu'à des intervalles assez longs, s'accumulent dans la partie inférieure du rectum qui, pour cette raison, présente un renflement manifeste. Si cette accumulation n'est pas trop considérable, l'expulsion, lorsque son heure est venue, s'opère sans difficulté; dans le cas contraire, le rectum, dilaté outre mesure, perd son ressort malgré l'épaisse couche musculaire qu'il présente dans toute son étendue, et la contraction

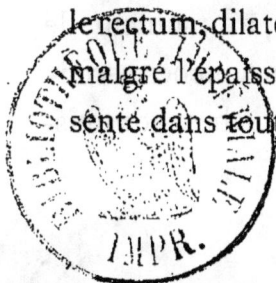

énergique des muscles préposés à l'acte de la défécation n'est plus suffisante pour que celle-ci ait lieu. Que ces conditions soient momentanées, le dérangement de la fonction ne persistera pas; mais que pour une cause ou pour une autre elles continuent pendant quelque temps, et bientôt le rectum sera affecté d'une atonie profonde, d'une sorte de demi-paralysie.

Voilà pourquoi les personnes sédentaires sont très-sujettes aux constipations opiniâtres. A leur tour, ces constipations prédisposent singulièrement aux dérangements d'estomac; mais elles en dépendent aussi quelquefois. Aussi rien de plus commun que de les rencontrer chez les dyspeptiques et les gastralgiques.

Vichy offre heureusement, pour combattre cet état si pénible, un moyen précieux dont l'action n'est pas limitée, comme celle des remèdes usités en pareil cas, au moment de son emploi; je veux parler des douches ascendantes d'eau minérale. Ces douches, administrées quotidiennement, pendant un temps qui peut varier de cinq minutes à un quart d'heure, rendent bientôt au gros intestin la tonicité qu'il a perdue, et lui permettent de retrouver son fonctionnement normal, que de simples précautions hygiéniques pourront ensuite maintenir dans son intégrité.

V

MALADIES DE L'UTÉRUS.

MÉTRITE CHRONIQUE.

L'inflammation chronique de l'utérus est une maladie extrêmement commune. On l'a divisée en métrite interne et métrite externe, suivant qu'elle occupe le col ou le corps de la matrice; mais au point de vue thermal, cette distinction n'offre pas d'importance, d'autant plus que souvent l'organe est envahi tout entier.

Les principaux symptômes de la maladie confirmée sont les suivants : douleur obtuse de l'hypogastre, s'accompagnant de tiraillements dans l'abdomen, les aînes et surtout les lombes; quelquefois coliques utérines se rapprochant des *douleurs* que les femmes éprouvent pour accoucher. La matrice est fréquemment augmentée de volume et peut être reconnue dans la région hypogastrique ; pesanteur du rectum, besoins fréquents d'uriner et d'aller à la garde-robe, leucorrhée habituelle, roussâtre et fétide. Lorsque l'inflammation occupe le col, celui-ci devient dur, tuméfié et très-douloureux au moindre contact : il peut être le siège d'érosions ou d'ulcérations.

Quand l'organe entier est envahi, il est rare qu'à son inflammation ne se joigne pas un certain degré d'abaissement et de déviation. Les douleurs sont alors augmentées : les pauvres malades ont peine à marcher et sont obligées de rester étendues.

Cet état de malaise permanent, ces souffrances plus ou moins vives, cette suppuration abondante, le découragement inévitable dans ces conditions, tout contribue à réagir d'une manière funeste sur les fonctions de nutrition. La digestion devient pénible, lente, fatigante, s'accompagne de bâillements et de somnolence ; en un mot la dyspepsie apparaît, et à sa suite l'anémie, si elles n'existaient pas antérieurement à la maladie de matrice ; et alors à une

affection locale assez grave succède un état général inquiétant, en ce sens qu'il ne peut
qu'entretenir les lésions primitives et enlever
à l'organisme la force qu'il lui faudrait pour
réagir contre elles.

La métrite chronique succède quelquefois à
une métrite aiguë, traumatique ou puerpérale,
ou spontanée, survenue chez une personne
à bon tempérament : c'est ce que j'appellerai
métrite essentielle. Dautres fois elle se développe chez des personnes atteintes de diathèse
lymphatique, scrofuleuse, herpétique ou rhumatismale. Dans le premier cas, l'affection
revêt donc d'abord un caractère purement
local, que vient compliquer plus tard une
véritable cachexie. Dans le second, on est
avant tout en présence d'un état constitutionnel.

Quel effet peut-on obtenir, dans les deux
circonstances, du traitement de Vichy ?

On sait, et j'ai déjà eu l'occasion de le dire
ailleurs, que ce traitement est très-efficace
contre toutes les inflammations viscérales

chroniques qui ne sont pas des complications
d'autres états morbides. La métrite chronique
essentielle, si elle est bien traitée, doit donc
guérir parfaitement à Vichy. Les Eaux agissent d'abord en rétablissant les fonctions
digestives et réparant les désordres de la nutrition, puis par leur action stimulante et révulsive, elles font peu à peu disparaître l'engorgement et l'inflammation de l'utérus.

Les choses se passent en effet ainsi, lorsqu'il
n'y a aucune érosion ou ulcération du col ;
mais il ne faut pas oublier que les Eaux de
Vichy ne sont pas cicatrisantes, qu'au contraire
elles paraissent s'opposer à la cicatrisation
des plaies, de quelque nature qu'elles soient.
Si donc il existe au col une ulcération qui ait
passé inaperçue, le traitement thermal, tout
en agissant favorablement sur la dyspepsie,
n'exercera aucun effet sur la métrite, qui sera
entretenue par cette épine d'irritation. De là
l'absolue nécessité d'agir d'abord sur le col
par des moyens chirurgicaux. Les cautérisa-
tions par le nitrate d'argent sont très-usitées

en pareil cas ; mais à Vichy on a recours de
préférence aux douches gazeuses d'acide carbonique, dont on constate tous les jours les
avantages (1), et la cicatrisation étant opérée,
les malades prennent les Eaux avec plus de
chances de succès.

Lorsque la métrite chronique est sous la
dépendance d'un état diathésique, le traitement ne peut plus avoir, on le conçoit, la
même efficacité. La dyspepsie et l'anémie, qui
accompagnent presque invariablement l'inflammation utérine, disparaissent, il est vrai,
assez facilement, mais qu'espérer au-delà de
cette action reconstituante sur l'organisme
délabré ? C'est alors qu'une médication appropriée à la diathèse sera instituée avec le plus
grand fruit. En un mot, Vichy, dans ce cas,
ne peut rien contre la métrite elle-même, mais
il relève la constitution et la met à même de
supporter une médication curative. N'est-ce
pas, en somme, un rôle considérable ?

(1) Voir, à la 3e partie, le chapitre qui traite de la
médication par l'acide carbonique.

D'autres thermes compléteront alors la cure : ainsi les Eaux sulfurées, qui combattent la diathèse herpétique, les sulfurées et chlorurées sodiques, qui s'adressent à l'état lymphatique ou scrofuleux ; enfin les eaux à température élevée, qui seront surtout indiquées contre le rhumatisme.

Quel est le mode d'administration des Eaux de Vichy dans la métrite chronique ?

On ne peut formuler ici aucun traitement applicable à tous les cas.

Chez certaines femmes, il existe un état névropathique, soit limité à l'utérus et ne sortant pas alors du groupe des symptômes dits *utérins,* soit général et pouvant revêtir la forme hystérique : dans ces circonstances, la dyspepsie secondaire s'accompagne aussi très-souvent de gastralgie. Que les troubles nerveux dépendent ou non de l'anémie, il n'en est pas moins vrai qu'ils apportent un obstacle considérable au traitement, car fréquemment les Eaux ne sont pas supportées à l'intérieur, même aux plus faibles doses ; alors on n'a plus de ressource que dans les bains, jusqu'à ce que le système nerveux soit un peu calmé.

Ces bains eux-mêmes devront présenter certaines conditions : 1° ils seront peu minéralisés, pour être le moins excitants possible ; 2° ils seront frais, pour ne pas affaiblir un organisme déjà ébranlé ; 3° ils seront de longue durée, pour permettre au médicament, qui souvent ne peut être employé sous une autre forme, d'agir suffisamment.

Les bains de la piscine de l'Hôpital réunissent toutes ces conditions. Sans doute ces bains pris en commun, présentent, sous bien des rapports, des inconvénients et certaines personnes ne peuvent s'y soumettre sans la plus grande répugnance ; de plus, malgré leur température fraîche, on ne peut se dissimuler que leur longueur est une cause de débilitation. Pour des motifs de convenances personnelles, ou par prudence, lorsque les malades seront trop faibles, le médecin sera donc obligé quelquefois de renoncer à ce mode de traitement et de substituer aux bains de piscine les bains de baignoire ordinaires.

Les douches lombaires et hypogastriques produisent ordinairement d'excellents effets; mais quand la métrite est compliquée d'accidents nerveux, elles doivent être sévèrement proscrites.

Une fois les symptômes d'excitation un peu amendés par l'usage des bains, s'il y a complication de dyspepsie et d'anémie, il faut, avant tout, combattre ces états pathologiques, qui s'opposent, comme je l'ai dit, à la guérison de la maladie principale. C'est alors que des sources peu excitantes, comme le Puits-Chomel ou l'Hôpital, et des sources ferrugineuses, comme Lardy ou Mesdames, seront ordonnées. Enfin, une fois la constitution réparée, si la métrite ne dépend pas d'une cause diathésique, et s'il reste encore, soit un engorgement du col, soit de la pesanteur hypogastrique, on se trouvera bien des douches ascendantes rectales et vaginales continuées pendant une semaine ou deux.

Quand il n'existera pas de phénomènes

névropathiques exagérés, il est évident que le traitement ne demandera pas d'aussi grandes précautions, et que, dès le début, l'Eau minérale pourra être administrée sous toutes les formes, moyennant une surveillance attentive.

J'ai à peine besoin d'ajouter que ce n'est pas en vingt jours qu'on peut espérer triompher d'une inflammation qui a mis souvent des années à se produire, et qui est presque toujours compliquée d'états morbides divers. Les malades, en venant à Vichy, devront se résigner d'avance à y passer de six semaines à deux mois.

A propos de la métrite chronique, je veux dire quelques mots des abaissements, des déviations, enfin des tumeurs de la matrice.

Un médecin distingué, M. Willemin, annonce avoir constaté, sous l'influence des Eaux de Vichy, la guérison d'abaissements et de déviations. Le fait a été contesté. Pour ma part, je crois un pareil résultat possible dans certaines conditions.

La matrice, étant suspendue dans l'excavation du bassin par les ligaments ronds et
les ligaments larges, lesquels possèdent un
certain degré d'élasticité, cet organe peut
s'abaisser pour deux raisons : ou bien parce
que ses ligaments se relâchent, ou bien parce
que la matrice devenant plus lourde, la résistance normale des ligaments est vaincue.
Si dans la grossesse ce dernier effet ne se
produit pas, c'est en vertu d'un travail physiologique qui fait remonter rapidement l'utérus dans l'abdomen où il trouve des points
d'appuis nombreux, et cela avant que le
fœtus ne soit encore très-développé (4ᵉ mois).
Au contraire, dans une inflammation chronique de l'organe, accompagnée de congestion,
les lois de la pesanteur reprennent leur empire,
et les ligaments étant étirés, la matrice s'abaisse. On conçoit facilement que l'inflammation venant à cesser, le poids de l'utérus
diminue, par suite les ligaments reviennent
sur eux-mêmes, et en difinitive les symptômes
d'abaissement disparaissent. C'est sans doute

de cette manière que les Eaux de Vichy agissent, le cas échéant ; mais elles seraient probablement sans effet appréciable, malgré leur
action tonique, sur le relâchement primitif
des ligaments.

De même une déviation par flexion, ou par
version, peut se trouver sous la dépendance
d'une métrite partielle qui fait basculer ou
incurver l'organe de son côté. Là aussi le
traitement minéral, en guérissant l'inflammation, détruirait ses effets. C'est du moins une
explication plausible et qui peut aider à comprendre les faits annoncés par M. Willemin.

Des praticiens recommandables assurent
aussi avoir vu disparaître à Vichy, sinon en
totalité, du moins presque entièrement, des
tumeurs fibreuses de l'utérus ; jusqu'à plus
ample informé, il est permis de douter de
résultats aussi merveilleux.

Quant aux tumeurs cancéreuses, est-il
besoin de dire que Vichy leur est absolument
contraire ?

VI

MALADIES DES VOIES URINAIRES. [1]

CATARRHE VÉSICAL.
(Cystite chronique.)

Cette affection consiste dans une inflammation aiguë ou chronique de la muqueuse vésicale, avec sécrétion plus ou moins abondante
de mucus ou de muco-pus.

Je ne m'occuperai ici que du catarrhe vésical *chronique*, le seul qui puisse être traité à
Vichy.

Cette maladie est surtout fréquente chez les
vieillards, bien qu'elle puisse être rencontrée
à tous les âges de la vie. Ses principaux symptômes sont tirés de la composition de l'urine
et de son mode d'excrétion.

---

(1) Le Diabète et la Gravelle n'étant pas, à proprement parler, des maladies des voies urinaires, trouveront leur place parmi les Diathèses.

Au début, l'urine contient si peu de mucosités qu'elles constituent seulement un léger
nuage dans la zône moyenne du liquide. L'inflammation faisant des progrès, les mucosités
augmentent; elles forment, par le repos, un
dépôt glaireux qui s'attache au fond des vases.
Au moment de l'émission, les urines sont ou
neutres ou alcalines; mais au bout d'un temps
très-court, elles deviennent constamment alcalines, si elles ne l'étaient pas, et répandent une
odeur ammoniacale infecte, qui tient à la
décomposition de l'urée, sous l'influence du
mucus agissant comme ferment.

La miction, dans le plus grand nombre
des cas, ne s'opère que difficilement; l'urine
s'écoule en bavant et très-lentement. Il est
important, au point de vue du diagnostic, de
s'assurer si les matières visqueuses s'échappent en plus grande abondance au commencement qu'à la fin, ou si c'est le contraire qui a
lieu. Dans le premier cas, on aurait probablement affaire, non à un catarrhe vésical, mais à
un engorgement de la prostate. Cette distinc-

tion n'est pas indifférente non plus au point de vue thermal, car il est reconnu que les eaux, qui conviennent souvent au traitement du catarrhe vésical, se montrent presque constamment contraires à celui de l'engorgement prostatique.

Cette sécrétion exagérée de matières muco-purulentes par la muqueuse vésicale, ne peut s'opérer sans souffrance du côté des organes urinaires et sans un retentissement profond sur la nutrition. Quand le canal de l'urèthre est obstrué, ce n'est souvent qu'après les plus violentes douleurs, et en prenant les positions les plus bizarres, que les pauvres malades parviennent à satisfaire leurs envies fréquentes d'uriner. De plus, l'inflammation peut gagner de bas en haut vers les reins et de haut en bas vers le col de la vessie ou vers l'urèthre. Au milieu de tous ces désordres, l'appétit se perd, la dyspepsie apparaît et l'anémie la suit de près, si elle ne l'a précédée. Enfin la fièvre et et les phénomènes urémiques viennent à la fin compléter ce triste tableau, quand l'art a été impuissant à arrêter la maladie dans sa marche.

Les Eaux de Vichy peuvent-elles toujours être opposées avec chances de succès au catarrhe vésical ?

Quand elles sont indiquées, comment doivent elles être administrées ?

Comment agissent-elles ?

Pour répondre à ces questions, il est nécessaire de jeter un coup d'œil sur l'étiologie de l'affection qui nous occupe.

L'urine, en sa qualité de produit excrémentiel, devient, à peine formée dans les glandes rénales, un corps étranger pour l'organisme ; aussi, s'écoulant goutte à goutte dans la vessie par la voie des uretères, elle n'y séjourne que temporairement, la nature ayant hâte de s'en débarrasser. Que, pour une raison ou pour une autre, la vessie soit obligée de supporter longtemps ce contact, il deviendra pour elle une cause d'inflammation, non-seulement parce que l'urine est un corps étranger, mais encore parce qu'elle s'altère facilement et devient, une fois décomposée, un agent septique.

Donc, toutes les causes qui favorisent la stagnation de l'urine dans la vessie peuvent produire la cystite chronique. Les principales sont : La myélite chronique, le rétrécissement de l'urèthre, l'engorgement de la prostate. Une négligence habituelle de satisfaire le besoin d'uriner peut être mentionnée à cette place ; c'est ainsi que les joueurs de profession, les hommes de cabinet, contractent des catarrhes vésicaux. La présence de corps étrangers dans la vessie constitue une seconde série de causes : pierre, gravelle, bouts de sonde, etc.

L'inflammation des organes voisins peut, par contiguité, déterminer celle de la vessie : c'est pour cette raison que les maladies de matrice s'accompagnent fréquemment de catarrhe vésical. Il en est de même de l'uré-thrite.

Enfin la cystite chronique n'est quelquefois qu'une manifestation goutteuse, rhumatismale ou herpétique, et il peut arriver qu'elle soit produite par la suppression d'un exutoire. M. le Dr Jozan, qui a publié un traité si complet des maladies des voies urinaires, cite l'exemple d'une dame âgée, qui était affectée alternativement d'un catarrhe pulmonaire et d'un catarrhe de la vessie. Toutes les fois qu'on faisait disparaître le catarrhe de la vessie, la poitrine se prenait ; et si l'on tentait de guérir le catarrhe pulmonaire, cette affection se reportait de suite sur la vessie.

Nous devons ajouter à cette longue liste étiologique l'influence des climats, des habitations. Il est reconnu que le séjour dans des pays ou dans des maisons humides favorise singulièrement le développement de la maladie.

Cette étude des causes me permet de répondre dès maintenant à la première question que je me suis posée : non, les Eaux de Vichy ne sauraient s'appliquer à tous les cas de catarrhe vésical. Si l'affection dépend d'une myélite chronique, que pourront-elles contre le ramollissement de la moelle, qui est la lésion anatomique principale ? Et contre un rétrécissement et contre un corps étranger provenant de l'extérieur ? Rien évidemment. Mais si le rétrécissement disparaît, si le corps étranger est extrait, elles reprendront tous leurs droits.

En somme, le catarrhe vésical peut être la maladie principale ou seulement une complication.

S'il est la maladie principale, comme lorsqu'il provient de la mauvaise habitude de conserver longtemps les urines, ou d'un rétrécissement qui a été opéré, ou du contact d'un corps étranger qui a été extrait, ou d'une influence climatérique, les Eaux de Vichy pourront produire une cure radicale. C'est surtout sous forme de boisson qu'elles doivent être administrées alors, à moins que les malades n'aient conservé assez de force pour pouvoir prendre des bains. Il me reste à dire comment elles agissent.

J'ai dit ailleurs (1) que l'urine est la voie

(1) Voir les considérations générales sur le mode d'action des Eaux de Vichy.

d'élimination spéciale du bicarbonate de soude, que ce sel, contenu dans l'Eau de Vichy, à raison de cinq grammes par litre, ne séjourne que fort peu de temps dans le sang, et est rapidement porté dans les voies urinaires. J'ai montré que la masse du sang étant, terme moyen, de cinq kilogrammes (d'après les belles recherches de MM. Welcher et Vierordt), tandis que le chiffre de la sécrétion urinaire, quoique augmentée à Vichy, ne dépasse pas quinze à seize cents grammes dans les vingt-quatre heures (1), la présence du bicarbonate de soude qui passait presque inaperçue dans le sang, où il se trouvait très dilué, mérite une attention spéciale dans l'urine, où il est dans un état marqué de concentration.

Dans certaines maladies des voies urinaires, il arrive que cette urine, très-alcalisée, peut devenir un véritable médicament topique.

C'est ce qui a lieu dans la cystite chronique.

(1) Sauf chez les Diabétiques.

Ici la muqueuse vésicale est rouge, enflammée, parsemée de tâches brunes, quelquefois ramollie et ulcérée, lorsque la maladie dure depuis longtemps. L'urine qui, par la présence du mucus, entre en fermentation, augmente encore l'inflammation.

Le bicarbonate de soude vient changer cet état de choses. Il irrite légèrement la muqueuse vésicale, et exerce sur elle une véritable action substitutive. De plus, par ses propriétés antiputrides, il agit en même temps sur l'urine elle-même, qui, moins altérée, devient moins offensive pour la vessie.

Mais le rôle des Eaux, nous le savons, ne se borne pas à cette action purement locale : elles réparent en même temps les fonctions de nutrition presque constamment compromises.

Si le catarrhe vésical est symptomatique d'une autre affection, le traitement thermal pourra être, suivant les circonstances, nuisible, indifférent ou salutaire.

Il sera nuisible quand il existera un obstacle au cours de l'urine, comme un rétrécissement de l'urèthre, un engorgement de la prostate; en effet, la sécrétion urinaire devenue plus abondante et ne trouvant un écoulement qu'avec la plus grande difficulté, exercera sur les parois enflammées de la vessie une pression fâcheuse. Mais une fois l'obstacle enlevé par un moyen approprié, les Eaux seront administrées avec avantage.

Le traitement sera indifférent quand la cystite dépendra d'une affection de la moelle.

Il sera salutaire, mais non-curatif, lorsque la maladie sera l'expression d'une diathèse qui n'est pas du ressort de Vichy, comme la diathèse therpétique ou rhumatismale; alors l'amélioration obtenue à Vichy pourra devenir une cure radicale à une autre station balnéaire. Si la cystite est une manifestation goutteuse, les Eaux la guériront aisément; mais on ne sera jamais certain d'avoir obtenu une guérison définitive.

Enfin, le traitement sera curatif, lorsque l'affection principale sera de celles qui se guérissent à Vichy; ainsi la métrite chronique,

quand elle se trouve dans certaines conditions (1).

Il me resterait à désigner les sources auxquelles les malades doivent boire ; mais ils
peuvent présenter des symptômes tellement
variés, qu'il est impossible de formuler le traitement d'avance. En général, la source des
Célestins est recommandée : qu'on se méfie de
ses propriétés excitantes. A mon avis la
Grande-Grille ou l'Hôpital serait plus convenable au début. Du reste, chaque malade
offrira des indications particulières, et le médecin pourra seul indiquer la règle à suivre dans
chaque cas particulier.

(1) Voir plus haut le chapitre qui traite des maladies
de l'utérus.

VII

GOUTTE & DIATHÈSE URIQUE.

Vichy est le rendez-vous de presque tous les goutteux de France et d'un grand nombre de goutteux étrangers à notre pays. Cette affluence, toujours plus nombreuse, de malades, est le meilleur argument que je puisse invoquer pour démontrer l'efficacité de nos Eaux dans la goutte.

Cependant il serait dangereux d'avoir en elles une confiance aveugle. Il y a des formes de goutte auxquelles elles sont absolument contraires. Puis leurs doses et leur mode d'administration sont très-variables. En un mot, il est d'une importance capitale de savoir discerner entre les cas.

Ces considérations me conduisent à faire, avant tout, de la goutte une étude spéciale, à laquelle je donnerai tout les développements qu'elle comporte. Je m'aiderai, dans ce travail, des travaux de Scudamore, Garrod, Graves, et des remarquables leçons de M. Charcot, à la Salpêtrière.

La goutte est une perturbation de la nutrition, qui se manifeste anatomiquement par une altération du sang et par des dépôts uratiques aux petites articulations, et quelquefois dans d'autres parties du corps.

Ses symptômes sont divers, suivant qu'elle est aiguë ou chronique, régulière ou irrégulière.

La goutte aiguë ne saurait être comparée aux autres affections aiguës, qui disparaissent sans laisser de traces. Le malade est goutteux avant sa première crise, et lorsque ses crises sont passées, outre qu'il ne peut se vanter d'être à l'abri de récidives, il lui reste trop souvent des reliquats de ses accès précédents. C'est que la goutte est une maladie constitutionnelle, et que, dans cette forme spéciale, ce sont ses manifestations seules qui sont aiguës.

Dans l'immense majorité des cas, les caractères propres à la diathèse urique se manifes-

8

tent avant la première attaque de goutte. Les
principaux sont : une dyspepsie particulière,
accompagnée de flatulence, de distension de
l'estomac, et de pyrosis ; cet état dyspeptique
se complique de phénomènes nerveux, tels
que lassitudes spontanées, cephalalgie, abat-
tement ; la sécrétion urinaire est diminuée :
les urines sont très-acides et fortement colorées, riches en matériaux solides et chargées
de sédiments. L'acide urique peut quelquefois, avant l'invasion de la goutte, être re-
trouvé dans le sang.

Lorsqu'un accès de goutte est imminent,
que ce soit ou non le premier, il s'annonce
ordinairement par certains signes. Tantôt
le malade éprouve une exacerbation des phénomènes propres à la diathèse urique, les
urines sont chaudes, rares, colorées ; la dyspepsie et la flatulence augmentées. Tantôt la
partie qui doit être affectée est, ainsi que l'a
observé Galtier-Boissière, le siège de roideurs,
de sensibilité exagérée. Quelquefois les malades éprouvent le besoin de grincer des dents

(Graves). D'autres, au contraire, jouissent d'un bien-être inaccoutumé.

L'accès se déclare ordinairement pendant la nuit. Dans la grande majorité des cas, il débute par une douleur concassante à l'articulation métacarpo-phalangienne du gros orteil, douleur que les uns ont comparée à celle résultant d'une morsure, les autres à celle qui résulte d'un coup de bâton. La partie douloureuse rougit et se tuméfie ; les veines du membre affecté se gonflent. Les symptòmes généraux qui coïncident avec ces manifestations locales sont : de la fièvre ou du frisson erratique, un état nerveux, une extrême irritabilité, enfin une diminution notable de la quantité des urines.

Vers le matin, les phénomènes locaux et généraux diminuent d'intensité, en même temps que survient une sueur plus ou moins abondante et généralement visqueuse. Il peut y avoir une nouvelle exacerbation, et ainsi de suite pendant plusieurs jours ; mais les accès sont en général de moins en moins forts. Une série d'accès constitue une attaque.

Quand les choses se passent comme je viens de le dire, la goutte est dite chaude ou inflammatoire ; quand, au contraire, les symptômes locaux sont peu prononcés et la fièvre modérée, la goutte est dite froide ou œdémateuse, parce qu'il y a alors gonflement et empâtement, sans chaleur, rougeur, ni douleur. Qu'elle soit inflammatoire ou œdémateuse, elle est dite régulière, lorsque les symptômes locaux se manifestent primitivement aux gros orteils ; mais lorsqu'ils se montrent aux doigts de la main ou ailleurs, elle est dite irrégulière. Je reviendrai plus loin sur cette dernière forme de goutte.

La goutte aiguë a une tendance marquée à passer à l'état chronique ; en effet, les attaques, d'abord séparées par un intervalle de une ou plusieurs années, se rapprochent insensiblement jusqu'à revenir deux fois et plus dans la même année. En même temps, elles perdent d'intensité.

D'après M. Charcot, les caractères essentiels de la goutte aiguë sont les suivants :

1° Invasion brusque et caractère spécial de la douleur ;

2° Œdème du membre vers le début de l'accès, desquammation au déclin ;

3° Absence de suppuration, au moins au premier accès ;

4° Siège spécial des accidents, qui se localisent de préférence au gros orteil ;

5° Réaction fébrile, dont l'intensité est proportionnelle au nombre de jointures affectées, contrairement à ce qui se passe dans le rhumatisme.

Ces poussées successives de goutte de plus en plus rapprochées, n'ont pas pu s'effectuer sans laisser des traces sensibles de leur passage aux articulations affectées. Il existe déjà des déformations évidentes sur la nature desquelles j'aurai à revenir plus loin ; mais tandis que presque toujours le siége de prédilection de la goutte aiguë est aux gros orteils, au contraire, la goutte chronique s'attaque de préfé-

rence aux petites articulations des mains ;
tandis que la première se manifeste surtout
sous forme d'attaques, la seconde a une action
sourde, insensible, marchant d'une manière
continue, présentant seulement de temps en
temps des exacerbations d'une intensité
modérée. Des tophus se forment peu à peu
aux dernières phalanges de l'index, du médius
et de l'annulaire.—Ces tophus ou nodus, dont
j'étudierai plus tard la composition chimique,
n'arrivent à leur degré de développement
définitif qu'après avoir parcouru trois périodes,
ainsi que l'a signalé Moore, en 1811. A la
suite de l'accès, dans un intervalle de rémis-
sion, et quelquefois sans aucune douleur, un
liquide fluctuant vient soulever la peau. A la
seconde période, ces dépôts se solidifient,
s'arrondissent et s'accroissent. A la troisième,
la peau s'ulcère, avec ou sans inflammation,
et livre passage à une matière crayeuse plus
ou moins abondante.

Quelquefois la goutte chronique, au lieu de
succéder à la goutte aiguë, se déclare d'emblée.

Quelle que soit du reste la manière dont elle se développe, elle coïncide avec une dépression générale des forces, une tendance cachectique, d'où on l'a nommée souvent goutte atonique ou asthénique.

L'anatomie pathologique de la goutte est la partie la plus importante de son histoire, parce qu'elle a servi de point de départ à la plupart des théories qui ont été proposées.

C'est dans le sang, l'urine, le voisinage des articulations, les reins, que se trouvent les principales lésions, celles qui doivent attirer notre attention.

Bien qu'avant Garrod on ait soupçonné l'existence de l'acide urique dans le sang des goutteux, c'est à cet éminent médecin anglais que revient l'honneur d'en avoir le premier donné la démonstration. Un des procédés qu'il recommande, pour en constater la présence, est le suivant : on recueille dans une petite capsule de verre un peu de sérosité, on y ajoute quelques gouttes d'acide acétique, et on y plonge un fil : au bout de 36 ou 48 heures de

repos, on constate sur ce fil, à l'aide du micros-
cope, la formation de cristaux rhomboédriques
d'acide urique.

Il résulte du procédé analytique lui-même,
que l'acide urique ne se trouve pas à l'état
libre dans le sang, mais bien à l'état d'urate ;
lequel, dans l'expérience précédente, est décom-
posé par l'acide acétique.

Cette observation, quelque banale qu'elle
paraisse, a son importance au point de vue
du traitement de Vichy. On a dit et répété que
le bicarbonate de soude de l'Eau de Vichy
saturait l'acide urique contenu dans les
humeurs des goutteux. Or, cet acide ne peut
pas être saturé, puisqu'il l'est déjà par le carbonate de soude existant normalement dans le
sang ; et s'il apparaît à l'état de liberté dans
l'urine, c'est par une action spéciale des reins.

Reportons-nous d'ailleurs à la composition
normale du sang. Des chimistes y ont trouvé
depuis 0^g, 48^c (Poggiale) jusqu'à 0^g, 95^c
(Nasse) de carbonate alcalin pour un kilogramme. Le calcul par les équivalents chimi-

ques indique qu'il ne faudrait pas moins de $0^g,71^c$ d'acide sulfurique pour saturer cette quantité de carbonate. Il résulte de là que l'acide urique, qui est un des acides les plus faibles, fût-il dans le sang des goutteux en quantité bien plus considérable que Garrod ne l'y a trouvé ($0^g,02^c$ à $0^g,17$ par kilogramme), doit y être forcément à l'état d'urate alcalin.

L'urine des goutteux offre aussi, comme on peut s'y attendre, des caractères particuliers. C'est surtout sur la quantité d'acide urique que les recherches ont porté. Quelques auteurs, en examinant la proportion de cet acide contenue dans un échantillon donné d'urine, s'étaient trop pressés d'affirmer qu'il était sécrété plus abondamment pendant les accès de goutte. Garrod, au contraire, en tenant compte de toutes les urines émises pendant vingt-quatre heures, a reconnu que la quantité d'acide urique éliminée pendant les accès était de $0^g,25^c$ dans cette période, au lieu de $0^g,50$, quantité normale. Dans l'intervalle des accès, ce chiffre est de beaucoup dépassé, et même, comme on le sait, la gravelle urique apparaît souvent. Voilà ce qui se passe dans la goutte aiguë.

Dans la goutte chronique, l'acide urique de l'urine est ordinairement peu abondant. Sur dix-sept observations, Garrod a trouvé une moyenne inférieure à $0^g,06^c$. Ce n'est que de temps en temps, et à la suite des exacerbations, qu'il y apparaît en quantité un peu considérable. Il peut du reste s'y trouver, ou à l'état d'urate alcalin, comme dans le sang, et alors, si cet urate est abondant, l'acide nitrique le précipite sous forme d'une poudre amorphe qui peut être prise pour de l'albumine ; ou à l'état libre, et, dans ce cas, il provient d'une décomposition survenue tantôt dans le rein, tantôt dans la vessie, souvent après la miction. Ce dernier effet se produit ordinairement, ainsi que l'a démontré Schérer, par une fermentation acide.

Telles sont les principales altérations des liquides dans la goutte.

Les lésions que peut présenter le rein sont

diverses ; mais je ne parlerai pas ici de la gravelle rénale qui, quoique fréquente dans la
maladie qui nous occupe, appartient en propre à la diathèse urique. Dans tous les cas de
goutte invétérée où Garrod a pu pratiquer
l'autopsie, il a rencontré ce que les Anglais
ont appelé le rein goutteux, *gouty Kidney*.
Cette modification du rein se caractérise : 1° par
des infractus d'urate de soude, sous forme de
traînées blanchâtres; on les rencontre dans la
substance tubuleuse, et ils ont leur point de
départ dans la cavité même des tubes urini-
fères, d'après les recherches de MM. Charcot
et Cornil; 2° par les altérations ordinaires de
la maladie de Bright : néphrite parenchymateuse, atrophie de la substance corticale, et
état granuleux du rein.

Il me reste à parler des tophus ou dépôts
articulaires de la goutte qui accompagnent
invariablement l'inflammation goutteuse. Ces
concrétions commencent à se former sur la
partie centrale du cartilage diarthrodial de
l'articulation affectée, pour s'éloigner autant

que possible de l'os et de la synoviale, dont la richesse vasculaire serait un obstacle à leur formation. De proche en proche, la synoviale se laisse envahir, bientôt les ligaments eux-mêmes sont atteints. Quelquefois les tendons et les bourses synoviales n'échappent pas à cet envahissement; mais c'est lorsque le tissu cellulaire est pénétré que les petites tumeurs, plus apparentes, reçoivent le nom de tophus.

Chimiquement, ces tophus sont constitués par une matière crayeuse composée d'urate de soude, d'urate et de phosphate de chaux. J'ai déjà dit que leurs siéges de prédilection sont l'articulation métacarpo-phalangienne du gros orteil, puis les articulations digitales des mains; mais on peut les retrouver sur plusieurs autres points du corps. Ideler et Scudamore ont les premiers signalé les concrétions de l'oreille externe, qui siégent en général sur le rebord de l'hélix et dont la présence a permis à certains observateurs de prédire à l'avance l'invasion de la goutte. Les paupières, les ailes du nez, les joues, les paumes des mains, les corps caverneux eux-mêmes ne sont pas à l'abri de ces dépôts.

Sous quelles influences se développe la goutte ? Scudamore, sur 523 goutteux, a rencontré l'hérédité 309 fois. Elle est donc très-fréquemment héréditaire. Mais elle peut naître spontanément chez certains individus sans cause appréciable. Il faut donc admettre dans ces cas rares un vice constitutionnel dont l'essence nous échappe.

Morbus dominorum, a-t-on dit de la goutte, et on a traduit : maladie des gens riches. Il est, en effet, à remarquer, dans notre pays surtout, qu'elle règne exclusivement dans les classes aisées. C'est donc dans le genre de vie qu'il faut chercher les causes de sa production. Elles peuvent se résumer ainsi : alimentation trop animale et trop abondante, exercice insuffisant, travail intellectuel exagéré.

Les boissons jouent aussi, d'après les auteurs anglais, un rôle capital. « L'homme, privé des boissons fermentées, dit Garrod, n'aurait peut-être jamais connu la goutte. » Le porter et la

9

bière sont surtout signalés comme très-nuisibles, tandis que l'eau-de-vie et les liqueurs distillées en général passent en Angleterre pour inoffensives.

J'ajouterai, pour terminer ces considérations sur l'étiologie de la goutte, que c'est ordinairement de 30 à 35 ans qu'elle se développe lorsqu'elle est acquise, que le sexe masculin y est beaucoup plus sujet que le féminin, enfin que tous les tempéraments y sont également prédisposés.

Théorie de la goutte. D'où provient l'excès d'acide urique que l'on trouve dans le sang et dans les humeurs des goutteux ? Pourquoi la diathèse urique n'engendre-t-elle pas toujours la goutte? Enfin, comment se produit un accès de goutte? Telles sont les questions qu'il faudrait pouvoir résoudre, pour se rendre compte entièrement de la nature intime de la maladie, et de l'action qu'exerce sur elle le traitement de Vichy. C'est la physiologie seule qui peut nous donner la clef de ces divers phénomènes.

Les reins sont pour le sang des organes de dépuration. Ils en retirent particulièrement les principes azotés qui ont joué leur rôle dans l'organisme, et qui apparaissent dans l'urine sous forme d'urée, d'acide urique, de créatine, de créatinine et de principes extractifs. On peut donc, par l'état de l'urine, se rendre compte jusqu'à un certain point, de l'état du sang.

Mais d'autres sécrétions contiennent aussi des principes azotés. La sueur renferme de l'urée et une matière analogue à de l'albumine. La bile a ses acides cholique et choléique.

Pour le maintien de la santé, ces diverses sécrétions doivent être dans un état d'équilibre parfait. Que l'une d'elles soit supprimée ou pervertie, si les autres ne viennent pas à son secours, la composition du sang peut changer. Mais dans ce cas, la nature fait ordinairement d'un autre côté un effort d'élimination. C'est ainsi que lorsque par une cause quelconque, il existe un obstacle à la formation ou à l'excré-tion de l'urine, la sueur acquiert l'odeur uri-

neuse, et contient de l'urée et de l'acide urique
en quantité notable. Dans certaines maladies
du foie, notamment l'hépatite et la cirrhose, la
bile étant gênée dans sa formation, il se produit, pour remplacer une partie des acides
cholique et choléique, de l'acide urique qui
vient apparaître dans l'urine. De même, on a
trouvé cet acide dans certains calculs hépatiques.

De ces premières considérations, nous sommes en droit de conclure que la gêne ou la
suppression des sécrétions de la peau et du foie,
peut augmenter la proportion d'acide urique
dans l'urine.

Mais pour qu'il y ait diathèse urique, il faut
que cet acide se produise en quantité plus
considérable dans l'économie.

Or, il peut provenir dans ce cas, ou des
tissus eux-mêmes, ou des aliments. Ch. Robin
a constaté que dans les tissus fibreux, les
matières albuminoïdes se transforment en
géline, et que cette substance se dédouble à
son tour en acide urique et en urates. Une

exagération de ce travail de désassimilation
normal, mènerait d'après cet auteur à la diathèse urique.

Et si l'on veut saisir sur le fait cette désassimilation, qu'on examine ce qui se passe dans
les pyrexies et dans les phlegmasies. L'urée et
l'acide urique abondent dans les urines des
malades, et cependant ceux-ci gardent le plus
souvent une diète rigoureuse. Ces principes ne
peuvent donc être formés que par une oxidation lente des tissus, une combustion intersti-
tielle qui se traduit physiquement par une
élévation de température. C'est surtout dans
la pneumonie franche que l'on peut constater
facilement les faits que j'avance ici. Pendant
toute la période d'état, c'est-à-dire depuis le
stade ascensionnel jusqu'à la défervescence,
intervalle de temps compris en général du
deuxième au dixième jour de maladie, tandis
que la température se maintient au chiffre
élevé de 40 à 41 degrés centigrades, la quantité
d'urée et d'acide urique contenue dans les
urines augmente considérablement. L'excré-

tion de l'urée qui, normalement, est de 28 à 3o grammes par 24 heures, s'élève à 35, 4o, 5o grammes; on l'a vue atteindre 68, 7o et même 85 grammes. De son côté, l'acide urique arrive à la proportion de 1 gramme par jour, au lieu de 5o à 55 centigrammes.

De même, dans les paroxysmes de la fièvre intermittente, ces produits de désassimilation sont notablement accrus.

Mais ils peuvent l'être aussi en dehors de tout état aigu, c'est-à-dire sans augmentation de température et sans fièvre, par une sorte de consomption lente qui est une des formes de la diathèse urique.

La seconde source de l'acide urique est l'alimentation. L'urine n'est jamais aussi chargée d'urée et d'acide urique qu'après un dîner copieux, et l'expérience indique que c'est surtout une alimentation trop azotée qui produit ce résultat. Aussi ai-je signalé l'abus habituel des mets de cette nature, comme une des causes les plus communes de la diathèse urique et par suite de la goutte.

Toute la question est de savoir si l'acide
urique, dans ce cas, provient directement des
aliments ou bien des tissus fibreux dont le
mouvement de désintégration serait activé.
Cette dernière opinion est généralement admise, mais je suis plus disposé à me ranger
à la première. Les matières albuminoïdes de
l'alimentation sont transformées en albuminose dans l'estomac : dans le sang, elles
repassent à l'état d'albumine ; l'oxigène introduit par la respiration, transforme une partie
de cette albumine en fibrine, puis cette fibrine
encore oxidée devient de la musculine, et
s'incorpore aux tissus. A son tour la musculine,
une fois son rôle accompli, se transforme en
acide urique et en urates. Voilà donc le cycle
entier que l'on veut faire parcourir à l'aliment
azoté, pour expliquer son apparition dans
l'urine, sous forme d'acide urique. Or, il
répugne d'admettre que la nature, toujours
disposée à adopter les voies les plus simples,
ait précisément choisi dans ce cas la plus
compliquée. N'est-il pas plus rationnel de

penser que l'albumine du sang, lorsqu'elle se trouve en excès par suite d'une alimentation trop riche, se transforme directement en acide urique et en urée, par l'action de l'oxigène ? Il y a là une relation saisissante de cause à effet, qui satisfait davantage l'esprit. D'ailleurs ces deux causes, la désassimilation exagérée des tissus fibreux, et l'alimentation trop azotée, ne peuvent-elles pas se combiner, dans une certaine mesure, pour produire la diathèse urique ?

Il y aurait alors deux degrés dans la maladie, qui se trouverait rapprochée d'une manière frappante du diabète.

DIATHÈSE URIQUE.	DIABÈTE
Premier degré. L'acide urique se forme surtout aux dépens des aliments azotés.	*Premier degré.* Le sucre se forme surtout aux dépens des aliments féculents.
Deuxième degré. Il provient non seulement des aliments azotés, mais encore des tissus.	*Deuxième degré.* Il provient non-seulement des aliments féculents, mais encore des tissus.

Quels que soient les changements intimes qui se passent dans l'organisme vivant, il n'en est pas moins certain, d'après les détails dans lesquels je suis entré, que les maladies du foie, la suppression des fonctions cutanées, les inflammations chroniques et enfin une alimentation trop azotée mènent à la diathèse urique.

Comment à son tour la diathèse urique mène-t-elle à la goutte ?

Garrod, en découvrant que l'acide urique diminue dans l'urine des goutteux avant et pendant les accès de goutte, nous a, il me semble, permis de résoudre cette question.

L'acide urique, qui existe en abondance dans le sang des goutteux et qui s'en échappe ordinairement par la sécrétion urinaire, ne peut tout d'un coup abandonner cette voie d'élimination que parce que les reins, chargés spécialement de la séparation de ce principe, n'ont plus le pouvoir de remplir leur mission. Que se passe-t-il donc dans ces organes ? Sont-ils obstrués par de l'acide urique et des urates ? Cela doit arriver souvent, mais pas dès les premiers accès. On ne peut guère songer non plus à une inflammation intermittente, et se manifestant pendant un temps aussi court. Peut-être une congestion passagère, déterminée par le contact incessant de l'acide urique et des urates rendrait-elle mieux compte du phénomène : par contre-coup le système nerveux de l'organe étant frappé d'une sorte de torpeur, sa faculté sécrétoire serait pervertie. Cette hypothèse reçoit une sorte de sanction de l'anatomie pathologique qui signale la néphrite goutteuse comme existant quelquefois dès le 8ᵉ accès : en effet ces congestions fréquentes ne seraient-elles pas un acheminement vers l'inflammation et la dégénérescence des reins ?

Je sais bien que par cette explication la difficulté n'est que reculée, et qu'il nous reste encore à savoir pourquoi les reins sont plus exposés aux congestions et aux inflammations dans certains cas de diathèse urique (ceux qui s'accompagnent de goutte), que dans les autres. La chose est difficile à décider, mais

au point de vue du traitement thermal, elle
importe peu, tandis que la notion d'une congestion et d'une insuffisance rénales offre au
contraire un grand intérêt.

Voilà donc l'acide urique, d'une part, produit en quantité beaucoup plus considérable
que d'habitude, de l'autre, ne trouvant plus
d'issue par sa voie habituelle d'écoulement.
La conséquence en est qu'il s'accumule très-
rapidement dans le sang, où, à l'état normal,
il n'existe qu'en très-minime quantité. L'organisme se révolte contre ce corps étranger qui
altère la composition du liquide nourricier,
qui l'asphyxie, pour ainsi dire, et le rend
impropre à accomplir sa mission. C'est une
lutte d'où la nature ne peut sortir triomphante
qu'à la condition de trouver une autre voie de
sortie pour le poison. La sueur en prend bien
une partie, mais elle est en général diminuée
au moment des accès. Dans ce péril extrême,
certaines articulations jouent, qu'on me passe
la comparaison, le rôle de *soupapes de sûreté.*

Les produits uratiques chassés du sang vont s'y déposer et constituer les tophus, formés, ainsi que je l'ai dit précédemment, d'urate de soude et d'ammoniaque. Il y a sans doute des raisons anatomiques pour que ces tophus adoptent les petites articulations des mains, et l'articulation métacarpo-phalangienne du gros orteil, à l'exclusion des autres; on ne les connaît pas (1).

On peut du moins s'expliquer la fièvre et la douleur qui accompagnent constamment un accès de goutte. La première est produite et par la présence anormale d'un principe nuisible dans le sang, et par la réaction qui en résulte de la part de l'organisme. Quant à la douleur, il faut, suivant Garrod, l'attribuer à la présence des dépôts dans l'épaissseur des cartilages, et à la tension qui en résulte; car, c'est quand la goutte est intrà-articulaire que les souffrances sont les plus vives. Lorsque le

(1) On a bien allégué que ces articulations sont très-peu vascularisées; mais sont-elles les seules dans ce cas ?

dépôt se fait à l'extérieur, elles sont plus sup-
portables, bien qu'il y ait toujours là, pendant
les accès, une inflammation bien caractérisée.
Il est probable que cette inflammation exerce
une sorte d'action révulsive par rapport à la
congestion rénale, car à la tombée de l'accès,
l'acide urique reprend son cours habituel par
les urines.

Ces détails un peu longs, dans lesquels je
suis entré à propos des phénomènes goutteux,
et aussi de l'étiologie, de l'anatomie pathologique et de la pathogénie de la goutte, vont
me permettre de calculer les effets que l'on
peut retirer des Eaux de Vichy, dans le trai-
ment de cette affection.

Si, dans la goutte, j'ai dû considérer à part
la diathèse urique toujours préexistante, et
les manifestations goutteuses, je dois de même
envisager séparément l'action du traitement
minéral dans l'un et l'autre cas.

La diathèse urique étant favorisée par une
alimentation trop azotée, et consistant dans

une production exagérée d'acide urique dont les aliments et les tissus font les frais ; de plus cet acide urique une fois formé étant nuisible à l'économie, et pouvant même, pendant son expulsion, devenir, pour certains organes, une cause de maladie, les indications que devrait remplir un bon traitement de la diathèse urique sont les suivantes :

1° Empêcher, ou diminuer la formation de l'acide urique ;

2° Favoriser son élimination :

3° Rendre sa formation et son élimination inoffensives.

Or, je ne crains pas d'affirmer que le traitement de Vichy est celui qui remplit le mieux ces conditions.

1° Il est vrai qu'il n'empêche pas la production de l'acide urique ; mais aidé d'une hygiène appropriée, il la diminue notablement. Tandis que l'abstinence plus ou moins rigoureuse des aliments azotés tarit une des sources de cet acide, les Eaux entravent le mouvement marqué de désintégration qui lui donne aussi naissance. C'est par leur action spéciale sur les fonctions de nutrition, notamment sur la digestion, l'absorption et l'assimilation qu'elles arrivent à ce résultat (1). Sans doute ces fonctions gravement troublées ne se réparent pas définitivement, et la diathèse urique, bien qu'attaquée de front et profondément, résiste à tous les efforts ; mais ses manifestations sont diminuées, contenues pendant un temps assez long. Puis la maladie reprendrait peu à peu le dessus, si elle était entièrement livrée à elle-même...... Mais quel est celui qui serait assez ennemi de sa santé pour ne pas revenir à un moyen dont il aurait déjà expérimenté l'efficacité ?

2° Les Eaux de Vichy favorisent l'élimination de l'acide urique, parce qu'elles activent les fonctions de la peau, notamment la sécrétion sudorale qui, chez les malades affectés de cette diathèse, contient une certaine quantité

(1) Voir le chapitre qui traite du mode d'action des Eaux de Vichy en général.

d'acide urique ; mais surtout parce qu'elles excitent la sécrétion rénale, voie de sortie normale de cet acide.

3° Elles rendent inoffensives sa formation et son élimination.

L'acide urique, à peine produit, se trouve dans les canaux sanguins en présence du carbonate de soude, et se transforme immédiatement en urate de soude, ce qu'il ne peut faire sans diminuer l'alcalinité du sang, c'està-dire sans altérer sa composition, et compromettre la nutrition tout entière. C'est à l'alimentation, particulièrement à l'alimentation végétale, que le liquide nourricier reprendra à la longue ce carbonate de soude. Mais les Eaux de Vichy le lui rendront immédiatement; car il est impossible d'admettre que ce sang, privé d'un principe qui lui est nécessaire, ne le reprenne pas quand l'occasion lui en est offerte. Et si la nutrition souffrait de cette disette, ne se trouve-t-elle pas au moins momentanément rétablie ? Donc, les inconvénients attachés à la production de l'acide urique sont effacés par l'usage des Eaux.

Il en est de même de ceux qui dépendent de son élimination. L'urate de soude, lorsqu'il est sécrété en grande abondance, tend, à peine parvenu dans les reins, à se précipiter, tantôt en conservant sa forme d'urate, tantôt en se décomposant et repassant à l'état d'acide urique. Les raisons de cette précipitation sont les suivantes : les urates passent d'un liquide alcalin, le sang, dans un liquide acide, l'urine, moins apte à les dissoudre ; de plus, tandis qu'ils étaient très-délués dans le sang, ils se trouvent tout d'un coup très-concentrés dans l'urine. Telle est l'origine des sables uriques qui, dans les reins, dans les uretères, dans la vessie, peuvent grossir petit à petit, se transformer en gravier, en calculs, en pierres, et engendrer des néphrites, des cystites, des coliques né-phrétiques, etc. Les congestions rénales que j'ai signalées comme pouvant déterminer des accès de goutte, et le néphrite goutteuse sont directement sous la dépendance de la présence de ces corps étrangers, particulièrement des infractus signalés dans la substance tubuleuse du rein par MM. Charcot et Cornil.

Eh bien! les Eaux de Vichy sont toutes puissantes pour prévenir cette précipitation des urates et de l'acide urique dans les voies urinaires. C'est là un de leurs effets les plus incontestables : c'est qu'elles agissent précisément en supprimant les causes de précipitation que je viens de signaler. Les urines étaient concentrées, elles les rendent plus abondantes; elles étaient acides, elles les rendent alcalines, de sorte que les urates, en changeant de milieu, ne peuvent plus, ni se décomposer, ni se précipiter.

Donc, pendant le traitement de Vichy, de nouveaux dépôts uriques ne se formeront dans aucune partie des voies urinaires ; mais en outre, si des sables uriques existaient déjà dans les reins, les uretères ou la vessie, les urines, rendues alcalines par l'élimination constante du bicarbonate de soude, les dissoudraient certainement. La dissolution de petits graviers serait plus difficile, mais dans tous les cas leur expulsion serait facilitée. Quant aux calculs, on ne peut en aucune façon, malgré les assertions de M. Petit, ancien inspecteur des Eaux, croire à leur dissolution possible. Des expériences faites avec soin ne laissent aucun doute à cet égard.

Il résulte des considérations qui précèdent que les Eaux de Vichy, sans avoir le pouvoir de guérir définitivement la diathèse urique, la combattent à la fois dans sa cause et dans ses effets, réparent les désordres qu'elle a produits, et suppriment pour un temps ses manifestations.

Or la goutte qu'est-elle, sinon une manifestation de la diathèse urique ? Que ses accès se développent ou non par l'intermédiaire d'une congestion rénale, il n'en est pas moins certain que c'est au défaut d'élimination de l'acide urique qu'ils sont dûs.

Ainsi considérée, la goutte, à son tour, doit être considérablement atténuée par le traitement de Vichy. Comment en pourrait-il être autrement ? Ce traitement l'attaque dans sa cause première, (la diathèse urique), dans sa cause occasionnelle (défaut d'élimination de l'acide urique), dans ses complications (dyspepsie, gravelle, etc.), dans quelques uns de ses symptomes actuels (suppression des fonctions cutanées, etc.) De plus les doigts envahis par les tophus retrouvent une plus grande liberté de mouvement : les tophus eux-mêmes peuvent, par un commencement de résorption, diminuer un peu de volume.

Telle est l'action complexe de la médication de Vichy contre la goutte. Si elle n'est que palliative, puisqu'elle n'anéantit pas la diathèse urique, du moins est-ce la plus efficace que l'on puisse opposer à cette affection. En s'astreignant à visiter nos thermes très souvent, en faisant usage, dans l'intervalle des saisons, des Eaux transportées, et en suivant un régime approprié à leur maladie, les goutteux peuvent éviter le retour de leurs attaques, ou tout au moins diminuer leur fréquence et leur durée. Mais combien y en a-t-il qui ne peuvent se décider à renoncer à leurs douces et succulentes habitudes ! Ceux-ci ont du moins la sagesse de venir tous les étés chercher à Vichy un soulagement à leurs souffrances....

Il me reste à formuler le traitement thermo-minéral qui convient aux goutteux. Et d'abord tous les goutteux peuvent-ils prendre les Eaux de Vichy ? Je n'hésite pas à répondre que non. Ces Eaux sont très-dangereuses pour quelques-uns d'entre eux. Ceux dont la goutte tend à se déplacer et à se porter sur les viscères, notamment sur le cœur, l'estomac, les poumons, ont tout à craindre du traitement, qui pourrait déterminer une métastase funeste. Les formes asthéniques de la goutte, avec tendance aux infiltrations et aux fluxions passives ne se trouvant pas toujours bien des Eaux, celles-ci ne doivent leur être appliquées que sous la plus vigilante surveillance. C'est à la goutte franchement aiguë avec accès et attaques distincts et réguliers qu'elles conviennent le plus.

Il est d'autres contre-indications tirées des complications que peut présenter la goutte. Les affections organiques du cœur doivent ici figurer en première ligne. On sait qu'elles ne sont pas rares chez les goutteux : de là l'obligation de soumettre les malades à un examen sérieux avant de leur permettre l'usage des Eaux. Les goutteux asthmatiques doivent être très-prudents, et ne jamais dépasser les prescriptions médicales. J'en dirai autant de ceux affectés de gravelle ou de catarrhe vésical. Le moindre excès d'eau minérale pourrait compromettre gravement, non seulement le succès de la cure, mais encore leur santé à venir.

De tradition, c'est aux Célestins que vont boire les goutteux, et la tradition est d'autant plus regrettable que cette source ne convenant certainement pas à tous les goutteux, quelques uns y boivent pour suivre l'exemple des autres, et s'en trouvent fort mal.

Peu de personnes ignorent qu'il ne faut jamais commencer le traitement thermal peu de temps après un accès, parce que l'excitation produite par les Eaux pourrait rappeler les accidents récemment disparus. De plus, quelques malades très-excitables, d'autres sujets à des congestions cérébrales demandent de grands ménagements. La source des Célestins, la plus excitante du bassin de Vichy, est donc aussi la plus dangereuse, dans certaines conditions. On voit d'après cela qu'il y aura souvent avantage à commencer le traitement à la source de l'Hôpital et même au Puits-Chomel, et à n'arriver que graduellement aux Célestins.

Il ne peut être question ici de doses. Elles varient depuis un jusqu'à huit verres : cela dépend de la tolérance de chacun, et des complications que présente la maladie, soit du côté des voies urinaires, soit du côté de l'estomac, soit sous le rapport de l'état général. Souvent une source ferrugineuse sera indiquée pour combattre l'anémie.

Les goutteux doivent-ils se baigner? Oui,
et non. Les bains demi-minéraux quotidiens
leur sont ordinairement avantageux; mais il
n'en est pas toujours ainsi, et suivant le conseil
de M. Durand-Fardel, il faut les défendre
absolument aux goutteux sujets aux étourdissements, aux palpitations, à ceux chez qui
la goutte se réveille aisément, se déplace volontiers.

La saison thermale sera, pour ces malades
de 25 à 30 jours en moyenne, si les Eaux sont
bien supportées; mais si elles ne peuvent être
prises qu'à doses très-modérées, ou s'il survient des accidents aigus qui obligent à suspendre le traitement pendant quelques jours,
celui-ci devra être continué au-delà du terme
assigné plus haut.

VIII.

GRAVELLE. — COLIQUES NÉPHRÉTIQUES.

On désigne sous le nom de gravelle une maladie dans laquelle des concrétions pierreuses connues sous le nom de sables, gravelle, graviers, calculs, de forme, de couleur, de volume, de composition chimique variés, prennent naissance dans les voies urinaires et sont ou non expulsées avec l'urine.

Il existe certainement un état constitutionnel, héréditaire ou acquis, sorte de *diathèse lithique*, qui est la cause première de la formation de ces concrétions; car toutes les personnes placées en apparence dans les conditions qui favorisent leur développement, n'y sont pas également sujettes. Néanmoins ces conditions étiologiques sont assez bien connues pour que la science puisse avoir prise, sinon sur la diathèse, au moins sur ses manifestations.

10

Quelles sont donc les causes de la précipitation de certaines matières salines dans les voies urinaires ? Et quelles sont celles de leur agrégation sous forme de graviers, de calculs, etc.

A l'état normal, l'urine contient dans un état parfait de dissolution des principes divers, les uns très-solubles comme le chlorure de sodium, l'urée, les autres peu solubles, comme l'acide urique, les urates. Que ces principes peu solubles viennent à augmenter (et j'ai indiqué dans le chapitre précédent les circonstances qui favorisent cet accroissement), ils ont une grande tendance à repasser à l'état solide. De là les dépôts d'acide urique et d'urates. Mais il peut se faire aussi, non plus que les principes salins augmentent en quantité, mais que la partie aqueuse de l'urine diminue, ce qui revient absolument au même quant au résultat, car, d'une manière absolue ce n'est pas la grande quantité des substances peu solubles qui détermine leur précipitation, mais bien leur forte proportion relativement au liquide qui les dissout.

Soit 1200 grammes la quantité moyenne d'urine sécrétée dans 24 heures; soit un gramme la proportion d'acide urique que cette urine peut dissoudre. Si elle vient à en contenir 1 gr. 50, il y en aura forcément 50 centigrammes de précipités. Mais si l'acide urique se maintenant au chiffre de 1 gramme, la quantité d'urine n'est plus que de 600 grammes par 24 heures, il y aura un dépôt d'acide urique aussi considérable que dans le cas précédent. Il est donc utile de signaler les causes qui font diminuer la partie aqueuse de l'urine. Ce sont, d'abord la diminution des boissons, puis l'exagération de la transpiration cutanée; qu'elle provienne d'un trop grand exercice ou d'un état pathologique.

Il existe dans l'urine normale du phosphate de chaux et du phosphate de magnésie qui n'y sont solubles que grâce à l'acidité du liquide. Que l'acidité disparaisse et les phosphates se précipiteront. C'est précisément ce qui arrive dans le catarrhe chronique de la vessie. On sait qu'alors la muqueuse vésicale sécrète du pus et du muco-pus qui, agissant comme ferments, décomposent l'urine et transforment une partie de l'urée en carbonate d'ammoniaque. Les phosphates se trouvent donc dans un milieu alcalin et se précipitent. De plus une partie du phosphate de magnésie se trouvant en présence de l'ammoniaque, s'y combine et devient du phosphate ammoniaco-magnésien.

Ainsi l'acide urique, les urates de soude, de chaux, d'ammoniaque, les phosphates de chaux, d'ammoniaque et de magnésie qui se trouvent normalement dans l'urine, peuvent s'en séparer sous certaines influences ; mais d'autres principes qui n'y existent pas ordinairement, y apparaissent quelquefois par suite de décompositions ou de transformations et se déposent de la même manière. Tel est l'oxalate de chaux, qui, à l'inverse du phosphate de chaux, ne se précipite que d'une urine acide, ainsi que M. le Dr Jozan l'a bien des fois constaté. Mais c'est à MM. Wœhler et Frerichs (1) que revient l'honneur d'avoir démontré que l'acide urique peut, dans l'économie, se transformer en urée et en acide oxalique. Ces expérimentateurs ont en effet reconnu que lorsqu'on administre de l'urate d'ammoniaque à un animal ou à un homme, son urine renferme une plus grande quantité d'urée, et laisse déposer de l'oxalate de chaux. Mais ce principe peut provenir directement des substances ingérées. Ainsi l'usage, même momentané, de végétaux renfermant de l'acide oxalique, tels que l'*alleluia (oxalis acetosella)* et l'*oseille (rumex acetosa)* suffit pour faire apparaître de l'oxalate de chaux dans l'urine des personnes prédisposées à la gravelle oxalique.

Nous pouvons donc, dans une certaine mesure, nous rendre compte de l'apparition et de la précipitation de certaines substances salines dans l'urine. Si celle-ci est simplement satu-

(1) Journal *Für prakt chemie,* t. XLIV.

rée, le dépôt ne se forme qu'après la miction ; si au contraire le point de saturation est dépassé, il se forme dans les voies urinaires.

Dans ce dernier cas, ou il se maintient à l'état de poudre impalpable et est éliminé ainsi, ou il s'agglutine sous forme de petits corps granuleux gros comme des pointes d'épingles (sables) ; plus gros, mais pouvant encore passer par les uretères ce sont des graviers. Puis les graviers deviennent des calculs et des pierres.

Il me reste à rechercher les causes qui président à l'agrégation et à la condensation de ces corps étrangers.

Dans les appareils de chimie, les précipités se font ordinairement à l'état de poudre impalpable. Il y a lieu de croire qu'il en est ainsi dans l'organisme, et que si tout le sable formé était immédiatement entraîné par l'urine, il ne se formerait ni graviers, ni calculs, ni pierres. Mais qu'un seul grain de sable soit retenu dans les voies urinaires, il doit devenir centre d'attraction pour les sels contenus dans l'urine,

absolument comme un brin de fil, ou un corps
solide quelconque plongé dans une solution
saturée, se recouvre d'une couche saline, et
devient le point de départ de la cristallisation.
Nous comprendrons donc aisément la formation des concrétions urinaires, si nous nous
expliquons comment les matières pulvéru-
lentes peuvent être retenues en partie dans le
rein, les uretères, la vessie, au lieu d'être entraînées en masse par le flot de l'urine.

Dans le rein, plusieurs raisons peuvent être
invoquées. L'extrême étroitesse des tubes uri-
nifères (4 à 5 centièmes de millimètres), leurs
circonvolutions infinies dans la substance corticale, sont des circonstances qui s'opposent
jusqu'à un certain point à la progression des
matières solides. Celles-ci, arrivées dans le bas-
sinet, tendent plutôt à gagner la région inférieure de cette cavité qu'à pénétrer dans l'uretère, parce que ce conduit prend naissance
non à la partie inférieure, mais à la partie laté-
rale du rein. Si cependant ces matières triom-
phent des obstacles que je signale, c'est que

d'une part elles sont poussées par le *vis à tergo* de la sécrétion urinaire, et que de l'autre elles sont entraînées par le courant constant qui se produit vers la vessie.

Dans l'uretère les conditions ne sont plus les mêmes. Ce canal est d'un calibre relativement considérable : de plus sa direction se confond sensiblement avec celle dans laquelle s'exerce la pesanteur. Aussi les corps étrangers ne peuvent s'y arrêter que s'ils sont volumineux. C'est ce qui arrive pour certains graviers qui, trouvant le passage trop étroit, le distendent et déterminent ces douleurs horribles connues sous le nom de coliques néphrétiques. Il faudrait pour que l'uretère conservât de la matière sablonneuse, que sa muqueuse présentât de petits godets, de petites excavations à ouverture regardant en haut, comme cela peut avoir lieu à la suite d'une inflammation de ce conduit.

Mais de tous les organes urinaires, la vessie est celui qui retient le plus facilement les corps étrangers. A mesure que l'on avance en âge, quelques faisceaux de sa tunique musculaire tendent à s'hypertrophier, et comme la membrane muqueuse la tapisse exactement, il se produit de véritables colonnes. Quelquefois la muqueuse écarte les faisceaux, s'insinue dans leur intervalle, et donne naissance à des prolongements rappelant la forme d'une cellule. D'où les noms de vessies à colonnes, vessies à cellules. Ces inégalités, ces cavités sont éminemment propres à arrêter les éléments solides qui se rencontrent dans l'urine, surtout lorsqu'elles siègent vers le bas fond de la vessie, où l'action de la pesanteur s'exerce le plus. En outre, à la suite d'inflammations chroniques, il n'est pas rare de voir sur la muqueuse vésicale des éminences mamillaires, des fongus et même des ulcérations.

En somme des causes nombreuses peuvent déterminer la formation de graviers dans les voies urinaires. Quant à leur nature, elle est variable, ainsi que je l'ai dit. Gravelle urique ou rouge, gravelle oxalique ou jaune, gravelle phosphatique ou blanche, telles sont les prin-

cipales espèces de gravelle, car je ne mention-
nerai ici que pour mémoire la gravelle cystique
et la gravelle pileuse qui sont extrêmement
rares.

Quelles sont les indications à remplir pour
arriver dans chaque cas à un traitement ra-
tionel ? Il me reste à examiner ce point important, et à voir si les Eaux de Vichy satisfont
à toutes ces indications.

Gravelle urique. J'ai déjà expliqué le mode
d'action des Eaux sur la diathèse urique (1);
j'ai montré comment elles empêchent jusqu'à
un certain point la formation de l'acide urique
dans l'économie, et comment, lorsqu'il se produit, elles favorisent son élimination et la
rendent inoffensive. Ces considérations générales, relatives à la diathèse, s'appliquent
également à la gravelle urique qui est une de
ses manifestations.

Je veux étudier ici plus spécialement l'in-

(1) Voir le chapitre qui traite de la Goutte et de la
Diathèse urique.

fluence que le traitement de Vichy exerce sur l'expulsion des sables et des graviers uriques.

Quelle que soit ma répugnance à assimiler la chimie vivante à la chimie de laboratoire, je ne puis m'empêcher de reconnaître que l'urine étant un produit excrémentitiel, et n'ayant aucun rôle actif à remplir dans les voies urinaires, elle doit réagir sur les corps solides qu'elle peut rencontrer, à peu près comme elle agirait en dehors de l'organisme, à une même température. Or, il est incontestable qu'un liquide rendu alcalin par du carbonate de soude exerce une action dissolvante sur de la poussière d'acide urique, et que cette action est d'autant plus énergique que la poussière est plus fine. Il est donc probable que de petits grains d'acide urique, retenus dans un point quelconque des voies urinaires finiraient par se dissoudre s'ils étaient arrosés pendant quelque temps par une urine alcaline. Mais il y a une raison qui s'oppose à ce que cette dissolution soit toujours complète, c'est qu'elle commence naturellement par les parties exté-

rieures, celles qui sont immédiatement appliquées sur les obstacles : le corps étranger diminuant de volume, il ne reçoit plus de pression des parties environnantes, et sa progression a lieu. Au contraire, si les matières sa-
blonneuses se trouvent comme enchâtonnées,
soit dans les tubuli, soit dans le bas fond de la
vessie, elles seront probablement dissoutes en
entier.

Les graviers ne subiront en aucun cas de
l'urine une action aussi complète. Le premier
effet pourra bien être atteint, je veux parler
de l'usure de leurs parties extérieures, mais
s'attendre à une dissolution entière, serait
certainement s'abuser. A plus forte raison les
gros calculs et les pierres seront à peine attaqués par les urines alcalines. La légère usure
des graviers et des petits calculs leur facilite
le passage dans des conduits dilatables, dont
le calibre n'est que peu inférieur à leur dia-
mètre. Mais en supposant une pierre vésicale
d'un certain volume légèrement corrodée par
un traitement alcalin d'un mois, combien se-

rait-elle loin encore de pouvoir passer par le
canal de l'urèthre ! Ici, il n'y a qu'une seule
ressource, l'opération ; après quoi le traitement de Vichy reprendra ses droits.

Donc, si les Eaux ont sur la gravelle urique
une action chimique incontestable, cette action est limitée. En augmentant la sécrétion
urinaire, elles exercent aussi une influence
mécanique. Il se produit plus d'urine dans
un temps donné, par conséquent la pression
est augmentée dans les voies urinaires surtout dans les reins et les uretères. Les corps
étrangers qui peuvent s'y trouver reçoivent
directement cette pression et forcent les conduits à se dilater et à leur livrer passage.

Supposons, dans un tube de caoutchouc un
petit caillou qui en obture incomplétement le
calibre, mais qui soit cependant retenu en
place par ses angles saillants. Si nous faisons
passer dans ce tube un petit filet d'eau, tant
que le liquide trouvera un écoulement facile
entre le paroi du tube et le caillou, ce dernier

11

ne subira qu'un déplacement insensible. Mais
si nous augmentons la quantité de l'eau, ne
trouvant plus un écoulement compensateur,
elle s'amassera peu à peu au-dessus de l'obstacle, pressera sur lui, comprimera également
les parois du tube de caoutchouc qui s'élar-
gira. Aussi le petit caillou, poussé par une
force plus considérable, et retenu par une résistance moins grande sera entraîné plus loin.

Supposons maintenant qu'il se trouve dans
le rein d'une personne soumise au traitement
de Vichy des graviers d'un certain volume.
Légèrement attaqués par l'urine, recevant
d'elle une pression plus considérable, contenus dans des conduits qui se dilatent, ils sont
bientôt poussés dans l'uretère ; une colique
néphrétique peut en résulter. Les pauvres
malades ne regardent que le fait *brut*, et sont
tentés d'accuser d'impuissance et même de
nocuité le traitement thermal. Et cependant,
en provoquant l'expulsion des graviers, les
Eaux leur épargnent pour plus tard des souffrances qui auraient été bien plus vives encore

puisque ces corps étrangers s'accroissent tant qu'ils séjournent dans les voies urinaires.

Gravelle oxalique. Ce que j'ai dit de la gravelle urique s'applique en partie à la gravelle oxalique. En effet nous sommes ici en présence des mêmes indications :

1° Empêcher ou restreindre la formation de l'acide oxalique. Ce dernier pouvant provenir d'une décomposition de l'acide urique, les Eaux de Vichy, si efficaces contre la diathèse urique, ne le seront pas moins, dans bien des cas, pour prévenir la production de la gravelle oxalique. De plus l'oxatate de chaux ne se précipitant que des urines acides, et celles-ci étant rendues alcalines par le traitement, les graviers ne peuvent y prendre naissance.

2° Faciliter son élimination. Ici nous ne pouvons, comme pour la gravelle urique, invoquer une action chimique. Mais l'activité imprimée aux fonctions rénales suffit pour expliquer l'expulsion des concrétions oxaliques.

Gravelle phosphatique. J'ai dit qu'elle pro-
venait le plus souvent d'un catarrhe vésical.
Nos Eaux, quand elles ont prise sur cette
affection, (1) peuvent donc produire la cure
radicale de la gravelle phosphatique. Celle-ci
se forme, il est vrai, dans des urines alcalines
et il peut paraître étonnant, au premier abord,
que les Eaux de Vichy qui rendent également
les urines alcalines, n'aient pas plutôt une
action nuisible qu'utile. Cependant l'expérience prouve le contraire, et l'on peut se
rendre compte de cette contradiction apparente.

Normalement, le phosphate de chaux contenu dans l'urine est tenu en dissolution par
le phosphate acide de soude. Que ce phosphate acide soit transformé dans les voies
urinaires en phosphate neutre ou en phosphate
basique par un alcali, le phosphate de chaux
a de grandes chances pour être précipité. C'est
ce qui arrive par exemple lorsque, dans le

(1) Voir l'article Cystite chronique.

catarrhe vésical, l'ammoniaque et le carbonate d'ammoniaque produits par la décomposition de l'urée prennent naissance dans l'urine: il se forme de plus par l'union d'une partie du phosphate de soude avec l'ammoniaque et la magnésie normale de l'urine, du phosphate ammoniaco-magnésien qui se précipite. C'est ainsi que prend naissance la gravelle phosphatique.

Mais si l'alcalescence de l'urine est déterminée par du carbonate de soude, le phosphate de chaux reste ordinairement en dissolution. Et en effet, ne voyons-nous pas les urines de la plupart des malades traités à Vichy se maintenir parfaitement transparentes pendant toute la cure? Donc l'alcalinité sodique n'a pas les inconvénients de l'alcalinité ammoniacale. J'ajouterai même qu'elle combat et détruit cette dernière, en agissant sur l'inflammation vésicale, et tarissant la source même du pus qui provoque la fermentation de l'urine et la décomposition de l'urée.

Avant de terminer ce qui a trait au mode

d'action des Eaux de Vichy dans le traitement
de la gravelle, je dois mentionner la théorie
soutenue autrefois par M. Petit. Ce praticien,
après avoir avancé que les graviers et les calculs se dissolvaient sous l'influence des Eaux,
forcé de renoncer à cette théorie démentie par
les faits, soutint que du moins les concrétions
urinaires se désagrégeaint par suite de la dissolution des matières organiques qui leur
servent de ciment. Ce n'était là qu'une hypothèse, et elle n'est pas admise généralement.
Tout au plus pourrait-on comprendre une
action de cette nature sur de petits graviers de
formation très-récente. Mais sur de grosses
pierres, dures comme du silex, il est bien évident que des urines alcalines n'agiront que
tout-à-fait superficiellement.

C'est surtout aux Célestins que vont boire
les graveleux ; mais qu'ils y prennent garde,
cette source ne leur convient pas toujours.
Ceux qui éprouvent fréquemment des douleurs
lombaires ou des coliques néphrétiques, doi-

vent craindre le retour subit de leurs crises
avec une intensité exceptionnelle. Si le rein,
déjà enflammé partiellement par la présence
ou le passage antérieur de graviers, se trouve
tout d'un coup très-surexcité, il peut se faire
que cette inflammation s'étende et devienne
plus aigüe. De plus les graviers, poussés à la
fois et par l'urine devenue plus abondante, et
par une sorte d'état spasmodique de la glande,
progressent brusquement, sans avoir subi
l'usure superficielle que produit sur eux l'u-
rine alcalisée, et sans que l'uretère se soit dilaté progressivement. De là, néphralgie et
coliques néphrétiques extrêmement douloureuses.

Sans doute il sera souvent impossible d'éviter, pendant le traitement thermal, une crise
de coliques néphétiques ; j'en ai dit plus haut
la raison. Du moins faudra-t-il chercher à en
diminuer l'intensité. Pour cela, il sera bon de
commencer par le Puits-Chomel ou la source
de l'Hôpital et de n'arriver que graduellement
à celle des Célestins qui est très-excitante,

mais qui est plus spéciale que les autres à la maladie qui nous occupe.

Les doses varieront suivant les personnes et aussi suivant la forme de leur gravelle, depuis un jusqu'à huit verres. La gravelle urique est celle à laquelle les plus fortes doses peuvent s'appliquer, celle aussi que le traitement minéral fait disparaître le plus aisément.

Les bains sont recommandés aux graveleux. Quelques-uns, assez susceptibles pour être obligés de renoncer à l'usage interne des Eaux, trouveront là une ressource précieuse.

La durée de la cure sera en général assez longue, à cause des ménagements qu'il faut savoir garder et des accidents aigus qui surviennent quelquefois. Certains malades ne peuvent quitter Vichy qu'après six semaines et même deux mois de séjour.

IX

ALBUMINURIE.

On n'a que peu étudié l'action des Eaux minérales de Vichy contre l'Albuminurie : on a seulement signalé, sans chercher à les expliquer, des revers et des succès.

Je veux dans cet article passer rapidement en revue les diverses sortes d'albuminurie, leurs causes, leur pathogénie, leur anatomie pathologique, et tâcher de distinguer les cas dans lesquels les Eaux sont indiquées ou contre-indiquées.

L'Albuminurie n'est, à proprement parler, qu'un symptôme qui appartient à des affections diverses. Ce terme est donc impropre quand on veut lui faire désigner une maladie particulière ; c'est cependant ce qui arrive en général.

Je dois dire en commençant que les physiologistes ont réussi par divers moyens à rendre

albuminuriques des hommes ou des animaux.
Leurs expériences ont jeté un grand jour sur
le mécanisme de l'Albuminurie. Robinson et
Frerichs, en liant les veines rénales, et plus
récemment Meger (de Zurich), en diminuant
le calibre de la veine cave inférieure chez les
lapins ont vu apparaître l'albumine dans les
urines de ces animaux. D'autres expérimentateurs, Mosler, Kiérulf, Goll, etc., en injec-
tant de l'eau dans le système veineux, sont
arrivés au même résultat. Cela prouve que
l'augmentation de la pression veineuse et la
congestion rénale mènent à l'Albuminurie.

La suppression des fonctions cutanées y
mène aussi, fatalement. Fourcault, en recou-
vrant entièrement la peau d'un chien, le rendit
albuminurique, mais l'animal périt en quelques heures par asphyxie. M. Semmola, de
Florence, a dernièrement modifié ce procédé.
Il se contente d'appliquer une solution de
caoutchouc, par plaques, sur la moité seulement de la surface cutanée d'un animal :
celui-ci devient albuminurique, mais plus

légèrement, et vit six semaines dans ces conditions.

Ces simples données expérimentales permettent de s'expliquer.

1° L'albuminurie d'origine cardiaque : en
effet toute maladie du cœur, péricardite,
endocardite, myocardite, qui s'accompagne
d'asystolie, c'est-à-dire de contractions insuf-
fisantes de cet organe, a pour effet d'augmenter la pression veineuse, et de diminuer
la pression artérielle.

2° L'albuminurie des fièvres éruptives,
rougeole, variole, et surtout scarlatine : en
effet dans ces affections, les fonctions de la
peau sont sinon tout-à-fait suspendues, du
moins gravement compromises;

3° L'albuminurie déterminée par un refroidissement subit: en effet, dans ce cas, non
seulement les fonctions cutanées sont diminuées, ou supprimées, mais encore il se produit forcément des congestions viscérales ;

4° L'albuminurie qui se montre quelquefois dans la fièvre typhoïde et le typhus; car

ces maladies s'accompagnent très-souvent aussi de congestions internes.

5° L'albuminurie produite par l'abus des diurétiques et des substances irritantes, térébenthine, copahu, alcool, cantharides, poisons minéraux, et par une suractivité morbide prolongée (polyurie diabétique, goutte);

6° L'albuminurie des femmes enceintes, due à la stase veineuse résultant de la compression de la veine cave inférieure;

7° L'albuminurie provenant d'une phlébite rénale ou d'une néphrite, maladies dans lesquelles il y a appel de sang vers les reins. Le mal de Bright, dont je m'occuperai tout-à-l'heure d'une manière spéciale, parce qu'il domine toute l'histoire de l'albuminurie, n'est qu'une néphrite parenchymateuse.

Ces diverses espèces d'albuminurie, considérées relativement à leur durée, peuvent être divisées en deux catégéries, suivant qu'elles sont passagères ou persistantes. Les premières sont véritablement sans importance, et n'ont rien à démêler avec les Eaux de Vichy : telles sont les albuminuries de la fièvre typhoïde, du typhus, de la grossesse, l'albuminurie cantharidienne, celle provoquée par l'abus des diurétiques.

Quant aux albuminuries persistantes, elles sont dites aiguës ou chroniques, suivant la forme de la maladie dont elles sont symptò-matiques; mais celles qui sont aiguës, peuvent presque toutes passer à l'état chronique. D'autres sont chroniques d'emblée : ainsi l'al-buminurie des goutteux, des diabétiques, et le mal de Bright proprement dit.

Pour certains auteurs, ces termes albumi-nurie chronique, mal de Bright, sont syno-nymes, et même, suivant Frerichs et l'école allemande, l'Albuminurie serait une seule et même maladie, affectant toujours la même forme et n'offrant que des degrés divers, sui-vant l'état d'altération des reins.

En France, cette manière de voir n'est pas généralement adoptée. C'est ainsi que l'albu-minurie d'origine cardiaque, quels que soient les symptômes communs qu'elle présente avec le mal de Bright proprement dit, s'en distingue à nos yeux par les lésions anatomiques. Dans les deux cas, il y a congestion rénale, il est vrai ; mais dans l'un, cette congestion est purement mécanique, dans l'autre elle est entièrement phlegmasique. De plus, les caractères que présente l'urine, abstraction faite de la présence de l'albumine, ne sont pas identiques.

Mais bien qu'au point de vue anatomique, on ne puisse confondre entre elles toutes les variétés d'albuminurie chronique, ces variétés, au point de vue clinique, se réunissent dans un type commun. Sauf quelques différences peu importantes, les mêmes complications morbides peuvent se présenter, et ce sont elles surtout qui sont à craindre, et qui nécessitent une intervention thérapeutique.

Comme type de l'Albuminurie chronique, je puis donc décrire sans inconvénients la maladie de Bright, telle qu'elle est comprise par l'école française ; et je ne saurais mieux faire que d'analyser les remarquables leçons de M. le Professeur Jaccoud, sur ce sujet (1).

Mal de Bright. Il y a trois formes distinctes de mal de Bright : la néphrite parenchymateuse ou diffuse, qui est de beaucoup la plus fréquente, et qu'on appelle pour cette raison, forme commune; la forme amyloïde, enfin la cirrhose atrophique, qui est très-rare.

La rapide description qui suit, a trait à la forme commune.

Les causes qui peuvent donner naissance au mal de Bright confirmé sont assez nombreuses. Les plus fréquentes sont : les refroidissements, les exanthêmes fébriles, l'alcoolisme. On a encore signalé la diathèse rhumatismale, la goutte (surtout en Angleterre), les fièvres intermittentes (surtout en Allemagne), comme donnant naissance à cet affection. Le traumatisme, accidentel ou opératoire, est une cause invoquée par Rosenstein.

(1) Leçon de clinique médicale à la Charité. — Jaccoud, 1867.

La néphrite parenchymateuse n'est pas toujours reconnue à son début. Quelquefois, il est vrai, des accidents aigus survenus après un refroidissement, une fièvre éruptive, ou un traumatisme, et caractérisés par des frissons, de la fièvre, des douleurs lombaires, des vomissements, suivis à quelques jours de distance par une anasarque générale, ne permettent pas de se méprendre sur la date et la nature de la maladie; mais souvent sa marche est insidieuse, et lorsque quelques phénomènes, en apparence peu importants, comme un catarrhe, de la céphalalgie, ou même un peu d'amblyopie, n'ont pas éveillé l'attention, ce n'est que lorsque l'hydropisie se déclare qu'on a l'idée d'examiner les urines, et qu'on y découvre la cause des accidents.

La néphrite parenchymateuse confirmée présente, comme phénomènes les plus fréquents : des modifications de l'urine, des altérations du sang, des hydropisies, et une retinite à caractères spéciaux.

L'état de l'urine varie suivant les phases

de la maladie. Le tableau suivant, emprunté
à M. Jaccoud, rend compte d'une manière
saisissante de ces différences, très-importantes,
comme je le dirai plus loin, au point de vue
du traitement thermal de Vichy.

		ÉTAT NORMAL	NÉPHRITE PARENCHYMATEUSE		
			Phase aigüe.	Phase intermédiaire	Phase chronique.
Caract. physiq.	Réaction..	Acide.	Acide.	Acide A peu près normale.	Peu acide.
	Quantité...........	1200 à 1800g	200 à 1000		Variable.
	Densité............	1018 à 1025	1025 à 1047	1015 à 1022	1004 à 1015
Caractères chimiques.	Urée	30g	10 à 20	6 à 20	6 à 12
	Acide urique.....	0.55	Normal ou accru.	Diminué.	0.15 à 0.40
	Chlorure sodiq.	0.11	1 à 2	1 à 2	1 à 2
	Acide phosphor.	0.03	Diminué.	Diminué.	très-diminué.
	Acide sulfurique	0.02	Variable.	Variable.	très-diminué.
	Albumine ....,	0.00	5 à 25	5 à 25	10 à 25
Caractères microscopiques.			Sang.	Cylindres fibrineux	Cylindres granulo-graisseux.
			Cylindres fibrineux.	Cylindres colloïdes.	Cylindres hyalins.
			Epithélium.	Epithélium normal ou granuleux.	Epithélium graisseux ou granuleux.

On voit par ce tableau que pendant la phase
intermédiaire, qui est la phase initiale des
formes sub-aiguës ou chroniques d'emblée

la densité de l'urine et sa quantité redevien-
nent à peu près normales. L'albuminurie
peut même disparaître complètement : il y a
alors comme un temps d'arrêt dans la maladie.
Je reviendrai plus tard sur cette circonstance
importante.

Les altérations du sang, peu sensibles au
début, et se bornant alors à une augmentation
de la fibrine, deviennent considérables. Cette
albumine, qui est en trop dans l'urine, se
trouve en moins dans le sang qui n'en contient
plus que 30 à 50 parties pour 1000, au lieu
de 70 à 80. La densité du sérum tombe par
suite de 1030 à 1025 et 1020. D'un autre
côté, l'urée qui a diminué dans l'urine, se
trouve en excès dans le système sanguin, qui
en contient jusqu'à 70 et 84 millièmes au
lieu de 16. Enfin les globules rouges, qui se
maintiennent d'abord à leur chiffre normal,
diminuent bientôt, tandis que les globules
blancs augmentent. De là résulte la paleur
caractéristique des individus atteints de néphrite parenchymateuse chronique. Mais

leur peau n'est pas seulement décolorée, elle est encore extrêmement sèche dans les phases aiguë et chronique, et les sudorifiques les plus énergiques demeurent le plus souvent sans effet sur elle. Dans la phase intermédiaire au contraire, la peau peut recouvrer ses fonctions, et d'une manière définitive, si la guérison est obtenue.

L'hydropisie est un symptôme qui ne manque que fort rarement, une fois sur vingt d'après Rosenstein. C'est ordinairement sous forme d'anasarque qu'elle se produit. Elle peut apparaître à toutes les périodes de la maladie. Dans la période aiguë, elle se généralise ordinairement c'est ce qu'on remarque surtout à la suite de la scarlatine et des refroidissements.

Dans la phase intermédiaire, et dans la phase chronique, l'hydropisie commence le plus souvent par être partielle, et débute fréquemment par un œdème des paupières ou une bouffissure de la face. Quelquefois, elle reste ainsi limitée; d'autres fois elle s'étend graduellement, ou se déplace sans cause appréciable.

Les troubles de la vision sont très communs, mais n'existent pas d'une manière constante. Ils sont surtout propres à la forme chronique. Les malades commencent par voir les objets d'une manière confuse, et comme à travers un brouillard ; puis ils constatent des solutions de continuité dans le champ de la vision. En dernier lieu, la vue baisse réellement, quelquefois jusqu'au point de ne plus permettre que de distinguer la nuit du jour. Cette amblyopie marche lentement en général, et quelquefois n'est pas persistante, paraissant et disparaissant, suivant que l'état du malade s'aggrave ou s'amende. Elle résulte d'une rétinite caractérisée anatomiquement par des tâches blanchâtres, laiteuses, formant autour de la papille une sorte de zône, et interrompues çà et là par des stries noirâtres, traces d'hémorrhagies anciennes. Les symptômes précédents du mal de Bright sont fondamentaux, mais il en est d'autres qui,

bien que n'existant pas d'une manière constante, sont néanmoins très-fréquents. En première ligne il faut citer les accidents gastro-
intestinaux qui appartiennent en propre à la
phase intermédiaire et à la phase chronique
de l'albuminurie. Ce sont des dyspepsies
rebelles, des vomissements répétés, quelquefois incoercibles, des diarrhées d'abord catar-
rhales, puis sanguinolentes, et comme dyssen-
tériques. Les selles renferment du carbonate
d'ammoniaque, provenant de la décomposition
de l'urée, et parfois de l'albumine. Le catarrhe
bronchique n'est pas rare. Il n'offre rien qui
le distingue du catarrhe chronique ordinaire.

Signalons les troubles nerveux qu'on observe souvent dans le cours de la maladie :
hypéresthésies partielles, céphalalgie, para-
lysies, etc.

L'hypertrophie du ventricule gauche du
cœur est aussi un des phénomènes les plus
fréquents; mais comme il ne se produit que
tardivement, et alors que la maladie, depuis
longtemps passée à l'état chronique, ne peut

plus être traitée par les Eaux de Vichy, je ne
m'y arrêterai pas.

Je dois au contraire insister sur les maladies
du cœur qui existent chez les albuminuriques,
non plus comme symptômes, mais comme
complications. Celles-ci proviennent souvent
des causes mêmes qui ont donné naissance à
la maladie principale. Ainsi la diathèse rhumatismale, qui prédispose au mal de Bright,
a une grande tendance à se localiser sur l'en-
docarde. De là les lésions valvulaires du cœur
et des gros vaisseaux coïncident fréquemment
avec l'albuminurie Brightique. Cette coïncidence est très-fâcheuse, parce que les altérations du cœur et celles des reins ne peuvent
que s'aggraver réciproquement, et en second
lieu parce que le traitement devient extrêmement difficile.

Parmi les autres complications, il faut citer
les phlegmasies séreuses et viscérales : pleurésie, péritonite, péricardite, pneumonie.

Les lésions de la néphrite parenchymateuse
ont été étudiées avec le plus grand soin, à

chacune des périodes de la maladie. Anatomiquement parlant, la première période est
dite congestive, parce qu'il se produit à cette
époque une fluxion active des reins, portant
surtout sur les éléments glandulaires. Parfois
de petites hémorragies ont lieu, par suite de
la rupture des capillaires, et quelques glomérules de Malpighi peuvent être détruits et
transformés en petits corps noirâtres. L'épithélium des tubes droits et sinueux est ordinairement intact : rarement les cellules sont
légèrement granuleuses. On trouve souvent
dans les canalicules des coagula fibrineux et
sanglants et des cylindres jaunâtres.

La seconde période est nommée par M. Jaccoud formative ou néoplasique. Dans cette
période, les cellules épithéliales augmentent
de volume et de nombre, s'infiltrent, se remplissent de granulations et souvent sont agré-
gées en masses qui se moulent sur la forme
des canaux et forment les cylindres épithéliaux
et granuleux qui apparaissent dans l'urine.

La troisième période est dite atrophique ou

régressive, parce que les reins qui étaient jusqu'alors gros et mous, diminuent de volume..
Les cellules épithéliales et leur contenu subissent la transformation graisseuse, d'où la présence dans les urines des cylindres graisseux,
granulo-graisseux et hyalins.

Deux mots de la *forme amyloïde* de la
maladie de Bright. Elle se distingue anatomiquement de la forme commune par la présence
dans les reins de la substance dite amyloïde,
sorte d'amidon animal produit par un vice de
la nutrition. Cette substance siège surtout
dans la tunique moyenne des artères, et envahit d'abord les glomérules de Malpighi, d'où
la dégénérescence s'étend de proche en proche,
et envahit bientôt le rein tout entier. Clinique-
ment, la forme amyloïde peut être facilement
confondue avec la forme commune. Cependant
les caractères suivants aideront à poser le
diagnostic.

La forme amyloïde est toujours chronique.
L'urine ne renferme le plus souvent aucun

élément rénal; lorsqu'elle en contient, ce sont
ou des cellules épithéliales, ou quelques cylindres albumineux. L'hydropisie n'est pas constante et manque beaucoup plus souvent que
dans la néphrite parenchymateuse. Les phénomènes secondaires et les complications sont
rares. Au contraire la diarrhée existe le plus
souvent, et résulte, soit de l'état cachectique,
soit de la dégénérescence amyloïde des capillaires intestinaux. Des dégénérescences de
même nature envahissent fréquemment d'autres organes, surtout les poumons, le foie et
la rate. Les causes de la maladie établissent
aussi une démarcation tranchée entre cette
forme et la précédente. En effet, la tuberculisation pulmonaire, les suppurations prolon-
gées et la syphilis sont à peu près les seules à
invoquer ici. Enfin il sera possible quelquefois
d'acquérir la certitude absolue que l'on est en
présence de la forme amyloïde, c'est lorsqu'on
trouvera dans les sédiments de l'urine des
corpuscules qui donneront par la teinture
d'iode et l'addition de quelques gouttes d'acide

sulfurique la réaction caractéristique de la substance amyloïde (couleur rouge, passant au violet).

Quant à la troisième forme du mal de Bright ou cirrhose atrophique, elle provient de l'hyperplasie et de la sclérose du tissu interstitiel du rein, qui, agissant mécaniquement sur le reste de l'organe, le comprime, l'atrophie et détermine l'apparition de l'albumine dans l'urine. Mais les éléments morphologiques font défaut. Les lésions valvulaires du cœur, l'alcoolisme et la goutte sont les seules causes reconnues de la cirrhose atrophique.

Je suis entré, au sujet de l'albuminurie en général et de la maladie de Bright en particulier, dans des détails qui pourront paraître trop longs. Je l'ai fait parce que cette maladie a toujours été un peu négligée par les auteurs qui ont écrit sur les Eaux de Vichy et leurs applications, et aussi parce que j'ai la conviction qu'administrées avec méthode et discernement, ces Eaux pourraient être ici extrêmement avantageuses.

En effet, et pour examiner la question comme *à vol d'oiseau*, l'albuminurie provient généralement d'une congestion rénale : les Eaux combattent efficacement les congestions viscérales. L'albuminurie s'accompagne de la suppression des fonctions cutanées, qu'elle en soit la cause ou l'effet : les Eaux rétablissent ces fonctions. Elle déprime les forces ; les Eaux les raniment. Elle produit la dyspepsie, l'anémie, occasionne des vomissements ; les Eaux régularisent le fonctionnement des voies digestives, et par suite réparent la nutrition.

La plupart des symptômes, pris isolément, peuvent donc être amendés par le traitement thermo-minéral, mais s'ils existent en même temps que d'autres qui le contre-indiquent, ou s'ils ont un certain degré d'intensité, ce traitement devient inutile ou dangereux.

Ainsi une légère hydropisie, quoique n'étant pas une condition très-favorable, peut cependant disparaître sous l'influence des Eaux, parce qu'elle dépend, non de la compression

du système veineux abdominal, mais de l'altération du sang. Cependant, si l'hydropisie est
trop considérable, il n'est guère possible d'espérer de la faire disparaître par l'usage des
Eaux, à moins que l'état du malade se soit
conservé bon. Dans ce cas, on peut avec avantage recourir à la méthode de Liébermeister,
pour provoquer la transpiration cutanée. Le
malade est placé dans un bain à 37 degrés
(qu'il y aura tout avantage à donner demi-
minéral). Au bout de quelques minutes, on
ajoute graduellement de l'eau chaude, jusqu'à
ce que la température du liquide soit de 42
degrés, résultat que l'on atteint au bout d'un
quart d'heure environ. Quinze ou vingt·mi-
nutes après, le malade est enveloppé de cou-
vertures et reporté dans son lit. On obtient
par ce moyen une sudation et une diurèse
abondantes; mais on ne peut y avoir recours
que rarement.

Si l'état général des malades est mauvais,
s'ils sont déjà extrêmement affaiblis, il est
évident qu'il y aurait imprudence à les sou-

mettre à une médication aussi énergique. Les Eaux seraient alors à peu près impuissantes pour faire disparaître l'hydropisie.

J'ai parlé des affections du cœur qui accompagnent souvent l'albuminurie : elles peuvent être cause ou effet de la maladie, ou bien une pure coïncidence. Dans le premier et le dernier cas, ce sont surtout les lésions valvulaires que l'on rencontre, et j'ai déjà montré comment ces lésions mènent à l'albuminurie, puis à la sclérose rénale. Quant au contraire l'affection du cœur dérive de l'albuminurie, elle consiste généralement dans une hypertrophie du ventricule gauche. Que doit-on attendre des Eaux dans ces diverses circonstances? S'il existe des lésions valvulaires, on ne peut en rien compter sur le traitement de Vichy; tout au plus pourra-t-on agir momentanément sur d'autres symptômes moins graves, après quoi la maladie reprendra fatalement son cours.

Je sais bien qu'un de mes honorables confrères, M. le Docteur Nicolas, s'est flatté d'obtenir par le traitement alcalin la résolution

des engorgements du cœur en général, depuis
les concrétions polypiformes qui se forment
dans l'endocardite aiguë, jusqu'à l'hypertrophie, l'induration, l'épaississement des valvules
et même leur retrécissement, lorsque ces lésions
sont encore à leur deuxième période. Mais
c'est une opinion tellement en désaccord avec
celle généralement admise que la question
reste pendante, et que jusqu'à ce que de nouvelles preuves aient été fournies, on ne peut
conseiller que la plus grande réserve.

Si au contraire il n'existe qu'une hypertrophie du cœur, le traitement minéral n'est pas
contre-indiqué ; mais il n'agira en rien sur ce
symptôme, et sa plus ou moins grande efficacité dépendra du degré de gravité de la maladie principale.

Or, cette notion ne peut être fournie que
par l'examen des urines, et c'est réellement
là, et là seulement, que l'on trouvera les indications et les contre-indications les plus for-
melles du traitement. C'est que l'état des
urines sur lequel j'ai insisté à dessein dans

une autre partie de ce chapitre, est l'expression fidèle de l'état des reins, et que la plus
ou moins grande gravité de l'albuminurie
dépend du degré de l'altération rénale.

Il peut se faire que ce travail pathologique
n'ait pas encore commencé, au moment de
l'arrivée des malades à Vichy, soit que l'albuminurie n'existe que passagèrement, ou qu'elle
soit trop récente pour avoir déjà retenti sur
les organes de la sécrétion urinaire. On ne
trouve alors dans l'urine aucun élément mor-
phologique, et si d'ailleurs on ne constate
aucun accident aigu, les malades se trouvent
dans d'excellentes conditions pour être traités.

Mais si l'on est en présence du mal de
Bright confirmé, la question est bien diffé-
rente. Dans ce cas un traitement intempestif
pourrait avoir les conséquences les plus funestes.

C'est ici surtout que nous recueillerons le
fruit de l'étude préliminaire que nous avons
faite de la maladie.

Nous savons que lorsque la néphrite paren-

chymateuse est à sa première période, les
deux reins sont gorgés de sang, que de petites
hémorrhagies se font souvent par les capillaires, que les glomérules de Malpighi sont
parfois détruits par le sang extravasé. A ce
moment, l'usage des Eaux présenterait de
grands dangers. Les reins, déjà irrités, ne
pourraient que s'irriter d'avantage, et par
leur fonctionnement plus considérable, et par
le contact du bicarbonate de soude qu'ils sont
chargés d'éliminer. Il en résulterait une inflammation violente dont le moindre inconvénient serait probablement d'augmenter
l'albuminurie. Mais l'examen attentif des
urines, qui, pendant cette phase aiguë, sont
moins abondantes, et plus denses qu'à l'état
normal, qui contiennent encore une forte
proportion d'acide urique, et renferment le
plus souvent du sang et des cylindres fibrineux
sanglants, permet au médecin d'éviter toute
méprise et de défendre un traitement intempestif. C'est à la médication antiphlogistique
seule que l'on doit s'adresser dans cette première période.

Puis vient la période formative qui corres-
pond à la phase clinique dite intermédiaire.
Les reins, quoique encore tuméfiés, ne sont
plus dans l'état d'excitation où il s se trouvaient auparavant : il ne s'y produit plus
d'hémorrhagies. C'est l'époque de la maladie
où l'urine, par sa densité et sa quantité, se
rapproche le plus de l'état normal. Quelquefois même l'albumine diminue sensiblement,
et tout fait espérer une guérison prochaine :
mais souvent aussi elle tend à augmenter,
en même temps qu'apparaissent des éléments
morphologiques nouveaux (cylindres graisseux et hyalins). Eh bien, c'est dans cette phase
douloureuse qui précède la guérison ou le
passage définitif à l'état chronique, qu'il importe d'agir vigoureusement. *Occasio fugitiva*
a dit Hyppocrate, et cet aphorisme trouve ici
son application. Plus tôt les Eaux seraient dangereuses, plus tard, elles ne pouraient être que
palliatives. Déjà les reins ne se trouvent plus
dans cet état aigu qui exigeait impérieusement
un repos absolu de ces organes : c'est le calme

entre deux tempêtes, qu'on me passe cette comparaison qui rend ma pensée. En effet la dégénérescence graisseuse est là, menaçante et incurable.

Qu'on répare donc les désordres déjà produits, et qu'on prévienne autant que possible ceux qui sont à craindre. Les Eaux de Vichy, en bains et en boisson, aidées par une hygiène appropriée, rendront au tégument externe les fonctions qu'il a perdues ; activeront la sécrétion urinaire, c'est-à-dire, d'une part, lutteront contre l'hydropisie, et de l'autre modifieront l'état du rein ; agiront enfin sur la nutrition, en favorisant la digestion et l'assimilation. Ici tout conspire à produire la guérison, car les Eaux agissent à la fois, et contre la cause et contre les effets.

Pus tard, il n'est plus temps. Si les cylindres graisseux et hyalins ont apparu dans l'urine, il ne faut plus rien demander aux Eaux de Vichy que le soulagement factice de quelques symptômes, particulièrement de ceux tirés des voies digestives.

La forme amyloïde de la maladie de Bright, et la forme cirrhotique n'ont rien à attendre non plus de nos thermes. Qu'elle est la médication assez héroïque pour reconstituer un organe dégénéré ?

Et voilà pourquoi des revers et des succès ont été signalés. On n'a pas assez analysé les faits, on n'a pas assez vu que l'albuminurie n'est jamais pareille à elle-même, qu'elle a des origines différentes, des périodes tranchées, des complications diverses, que le traitement thermal est quelquefois contre-indiqué, et que, même lorsqu'il est opportun, il n'est curatif que si le malade se trouve dans certaines conditions déterminées. Aussi, avec quel soin le médecin doit, avant tout, examiner un à un tous les symptômes présentés par les albuminuriques ! Combien surtout son attention doit être portée sur les urines, qui fournissent au diagnostic des caractères si précieux !

A quelle source doivent boirent les Albuminuriques ? C'est dans les antécédents et dans l'état actuel des malades qu'il faut chercher

la réponse. Il existe à Vichy une vieille habitude qui consiste à traiter par les Célestins
toutes les maladies dites (souvent à tort) des
voies urinaires. Qu'on se garde de cette pratique relativement à l'albuminurie, de crainte
de rappeler l'état aigu, ce qui serait faire de
mauvaise médecine. La source de l'Hôpital,
par ses propriétés relativement calmantes, et
par son action spéciale sur les organes digestifs, me paraît devoir lui être préférée en général. Cependant, si l'albuminurie est de nature
goutteuse ou diabétique, on pourra conseiller,
mais avec modération, les Célestins. Les
sources ferrugineuses, administrées ou non
simultanément, seront indispensables pour
combattre l'état cachectique que présentent
presque invariablement tous les malades.
Quant aux doses, elles dépendent de trop
d'éléments divers, pour que je puisse les
indiquer, même approximativement.

Les bains seront presque toujours utiles, à
moins que les malades ne soient dans un grand
état de faiblesse. Ils devront être administrés

chauds plutôt que tièdes; j'en ai déjà donné la raison, à propos de la méthode de Liébermeister. Les douches seront rarement employées, et ne pourront l'être, en tous cas, que pour le traitement de quelques symptômes secondaires, la dyspepsie par exemple.

13

X

DIABÈTE SUCRÉ.

Le diabète est une maladie constitutionnelle résultant d'un trouble de la nutrition, et, caractérisée par une sécrétion très abondante d'urine sucrée, accompagnée d'une augmentation notable de l'appétit et de la soif.

Peu de maladies ont donné lieu à autant de travaux intéressants, d'expériences et même de découvertes physiologiques : MM. Bouchardat, Mialhe, Reynoso, Claude Bernard, Rouget, Marchal (de Calvi), et le physiologiste Anglais Pavy, sont les savants qui ont le plus contribué à éclairer son histoire. Sans doute, il reste encore beaucoup à faire; mais si, sans être le champion exclusif d'une des nombreuses théories qui ont été formulées, on prend à chacune ce qu'elle a de rationnel et surtout de démontré, on arrive aussi près que possible de la vérité.

Avant de m'occuper de la pathogénie du diabète, question si importante au point de vue du traitement, je vais passer en revue ses causes et ses symptômes, ainsi que je l'ai fait pour les autres maladies.

C'est, suivant Contour, dans la période moyenne de la vie, c'est-à-dire de 30 à 40 ans, que le diabète est le plus commun ; cependant aucun âge n'en paraît préservé. Le sexe masculin y est plus sujet que le féminin : toutes les constitutions lui paient leur tribut, quoiqu'il s'attaque de préférence aux plus fortes.

« Dans aucune maladie, dit Marchal (de Calvi), l'apparence n'est plus trompeuse que dans le diabète. Le plus souvent il a été et est encore méconnu, parce que généralement ceux qu'il atteint sont très-vigoureusement constitués et conservent longtemps leur belle apparence et leur activité. »

Les climats ont sur son développement une influence incontestable : c'est dans les pays froids et humides qu'il se montre le plus souvent, se rapprochant en cela de la goutte.

Aussi ces deux maladies sont-elles fréquentes en Hollande et en Angleterre.

L'hérédité a été rangée également au nombre des causes prédisposantes, et, à l'appui de cette manière de voir, Isenflamm a cité une famille dont les sept enfants étaient diabétiques; mais, l'hygiène et l'alimentation commune ne peuvent-elles, dans ce cas, être invoquées avec autant de raison?

Parmi les causes occasionnelles, et elles sont nombreuses, quelques unes seulement méritent d'être prises en considération, ce sont : l'alimentation féculente, les chagrins, les émotions morales dépressives, enfin les refroidissements.

Les symptômes fondamentaux du diabète sont : 1° des modifications spéciales de l'urine; 2° l'augmentation de la soif; 3° celle de la faim; 4° l'amaigrissement.

Les caractères tirés de l'urine sont multiples. Le plus important est la présence d'une matière sucrée, dite *sucre de diabète*, et analogue au *gl. cose*, ou sucre de raisin. Cette matière

peut s'y trouver en plus ou moins grande abondance, ·suivant la gravité et la période de la
maladie. Elle doit toujours être dosée, non
relativement à un échantillon donné, mais bien
à la totalite des urines rendues dans 24 heures.
Dans cet espace de temps, certains diabétiques
rendent jusqu'à 600, 700 et même 750 grammes de sucre : le plus ordinairement, cette
quantité ne dépasse pas 100 à 200 grammes.

La présence de la matière sucrée a pour
effet d'augmenter considérablement la densité
de l'urine, qui, au lieu d'être de 1018 à 1022,
monte jusqu'à 1040, 1045, et a même atteint,
dans certains cas, les chiffres extraordinaires
de 1060 et 1074.

Cette urine est acide à l'émission et le devient davantage encore au bout d'un certain
temps, à cause de la fermentation qui s'y produit et qui transforme le sucre en acide carbonique et en alcool.

La proportion d'urée qu'elle renferme est
moins abondante qu'à l'état normal, si l'on n'a
égard qu'au résultat donné par l'analyse d'une

même quantité d'urine. C'est ce qui a fait dire à tort par plusieurs auteurs que le chiffre de l'urée émise dans un temps donné par les dia-bétiques était inférieur au chiffre normal. Le contraire, suivant M. Jaccoud, a lieu très-souvent. Ainsi, le chiffre normal de l'urée étant de 28 à 32 grammes par 24 heures, Mosler a trouvé chez un diabétique 94 grammes, Thierfelder et Uhle ont trouvé 80, 90 et même 109 grammes.

Les urates sont en général diminués. La créatinine, matière azotée qui provient de la dénutrition du tissu musculaire, est au contraire en plus grande abondance, puisque de $0^g, 45^c$ par jour elle peut s'élever à 8 grammes. Enfin, les sulfates et les chlorures sont augmentés notablement.

Ainsi, la nature de l'urine est profondément modifiée chez les diabétiques et ce serait une erreur de croire que la présence du glycose est le seul caractère de cette altération. Existant seule, la glycosurie n'est plus un symptôme du diabète, c'est un phénomène ordinairement temporaire, résultant soit d'une gêne de la respiration, comme chez les asthmatiques, les pneumoniques, soit d'une lésion nerveuse, d'une commotion. Tout au moins, si ce phénomène est persistant, il n'offre ni la gravité, ni la marche ascendante du diabète.

Chez le diabétique, il y a non-seulement glycosurie, mais *polyurie*, c'est-à-dire que les urines sont très-abondantes. Dans la majorité des cas, elles atteignent le chiffre de 3 à 4 litres par jour, mais elles le dépassent souvent. Des malades en rendent jusqu'à 10 litres et plus.

Une conséquence forcée de cette augmentation des urines est l'augmentation de la soif ou *polydipsie* : ces deux symptômes sont toujours en rapport, bien qu'on ait prétendu, chose inadmissible, que chez les diabétiques, la quantité des urines dépasse la quantité des boissons ingérées.

De même l'augmentation de l'appétit est la conséquence des pertes éprouvées par l'organisme. Elle n'existe néanmoins ni d'une manière continue, ni pendant toute la durée de la maladie; peu sensible au début, elle se montre surtout quand l'amaigrissement commence. Certains malades mangent alors avec voracité; mais d'autres, lorsqu'ils satisfont leur appétit, se plaignent de douleurs épigastriques violen - tes et vomissent fréquemment.

L'amaigrissement est un symptôme qui, en général, n'apparaît que tardivement, et auquel même quelques diabétiques échappent. Il provient d'une véritable consomption sur la nature de laquelle je reviendrai à propos de la pathogénie du diabète.

Tels sont les symptômes fondamentaux de la maladie. M. Jaccoud qui, dans ses leçons cliniques, a traité cette question d'une manière très-approfondie, s'est appliqué à grouper les symptômes secondaires autour des primitifs.

Comme conséquence de la *glycémie* (ou pré- sence du sucre dans le sang), toutes les sécré- tions sont plus ou moins sucrées, notamment la sécrétion cutanée, qui renferme quelque- fois tant de sucre, que la peau se couvre d'une espèce de givre. La salive, le plus souvent aussi,

est sucrée; mais de plus elle présente une réaction acide, qui a pour effet d'attaquer à la
fois les gencives et les dents; de là, celles-ci
sont souvent branlantes et cariées.

L'impuissance dérive également de la glycémie et apparaît quelquefois rapidement, ce
qui tient à ce que les zoospermes ne peuvent
conserver leur activité dans un liquide sucré.

Enfin, ce serait aussi à l'état du sang et aux
modifications de l'échange endosmotique entre le liquide intrà-vasculaire et le liquide ex-
tra-vasculaire, qu'il faudrait rapporter la pré-
disposition des diabétiques aux phlegmasies
et aux gangrènes. Les phlegmasies cutanées,
notamment les furoncles et les anthrax, tiennent le premier rang par leur fréquence; les
érysipèles ne sont pas rares. Parmi les phlegmasies viscérales, c'est la pneumonie qui se
montre le plus souvent, mais elle se termine
fréquemment par la gangrène. Il est vrai que la
gangrène a une tendance extrême à se produire
chez les diabétiques, ainsi que Marchal (de
Calvi) l'a démontré par de nombreuses obser-

vations. De là le précepte d'éviter toutes les causes qui pourraient favoriser son développement, notamment l'application des vésicatoires. Inversement la gangrène peut quelquefois donner lieu au développement du diabète et Schiff a réalisé le fait expérimentalement sur des chats.

Les phénomènes secondaires dépendant de la glycosurie, sont la rougeur et le prurit siégeant souvent au pourtour du méat urinaire : des éruptions de prurigo et d'herpès peuvent se déclarer dans le même endroit.

La polyurie tient sous sa dépendance la constipation habituelle des malades, la sécheresse de la peau et des muqueuses et la diminution considérable de l'exhalation pulmonaire, qui est un fait démontré expérimentalement.

Enfin, à la consomption se rattachent la phthisie pulmonaire, les troubles de la vue (notamment les cataractes), et l'abaissement de température qui, chez les diabétiques, est quelquefois de 2 ou 3 degrés.

Ce n'est pas à l'anatomie pathologique qu'il

faut demander compte de la production et du développement du diabète. En effet, elle est muette, et si elle a signalé parfois des lésions du foie et des reins, l'inconstance même de ces lésions les rend sans valeur. Ainsi, on a cité des cas où le foie était très-hypérémié, ou les reins présentaient les lésions propres au mal de Bright.

Les détails précédents me permettent d'aborder maintenant, en connaissance de cause, la pathogénie du diabète. Bien qu'elle ne soit pas encore complétement connue, c'est pourtant elle seule, telle qu'elle est comprise aujourd'hui, qui peut nous mettre sur la voie d'un traitement efficace.

Les bornes de cet ouvrage ne me permettent pas de donner à toutes les théories qui ont été proposées les développements qu'elles comportent ; mais je dois au moins analyser succinctement les principales.

Théorie de M. Mialhe. Le sucre qui existe dans l'économie provient des aliments féculents. Ces aliments sont transformés en glycose dans l'estomac par l'action de la diastase sali-vaire agissant comme ferment, et cela, malgré l'acidité du suc gastrique. A son arrivée dans le sang, la glycose décompose les carbonates alcalins qui y existent en grande proportion, déplace l'acide carbonique, et forme avec les bases des glycosates, sels très-peu stables qui, par des transformations successives, donnent bientôt naissance à de l'eau et à une nouvelle proportion d'acide carbonique.

Il y a ainsi de l'acide carbonique produit par la décomposition des carbonates et par la combustion des glycosates. Une partie de cet acide est éliminée, l'autre reste pour se com-biner avec les alcalis rendus libres par la combustion et va former des carbonates qui serviront à décomposer de nouvelles quantités de glycose, et ainsi de suite.

(Cette dernière hypothèse trouverait une con-firmation dans l'observation faite par MM. Regnauld et Reiset, que le rapport entre l'a-cide carbonique expiré et la quantité d'oxigène

consommé s'élève lorsque les animaux se nour-
rissent de féculents.)

Mais que les carbonates alcalins ne soient
plus en proportion suffisante dans le sang, la
glycose ne peut plus se détruire et passe alors
en nature dans les urines et les autres sécrétions.

Le diabète consiste donc essentiellement
dans une insuffisance d'alcalinité du sang.

Théorie de M. Reynoso. M. Reynoso
admet que le sucre formé dans l'économie animale est détruit par combustion, au moyen de
l'oxigène inspiré ; mais il ne s'inquiète pas du
rôle que peut jouer dans la réaction l'alcalinité
du sang. Ne considérant donc que l'influence
de la respiration, il avance que, si cette fonction est entravée, le sucre ne pouvant plus se
brûler complétement apparaît dans l'urine.
Lorsque M. Claude Bernard pique des lapins
dans le voisinage des nerfs pneumo-gastriques,
il produit une *paralysation* partielle de la respiration : voilà pourquoi les lapins deviennent

diabétiques. L'expérience a prouvé de même
à M. Reynoso, que toutes les substances qui
déterminent l'anesthésie, que les gaz ou va-
peurs irrespirables, rendent les urines sucrées :
l'ivresse est une cause de glycosurie ; les malades atteints de phthisie pulmonaire, d'asthme,
de pleurésie, de bronchite chronique, présentent souvent aussi des urines sucrées. Tous ces
faits démontrent, aux yeux de M. Reynoso,
que le diabète est occasionné par un obstacle à
la respiration.

Théorie de M. Bouchardat. C'est certainement M. le professeur Bouchardat, qui, en
instituant le meilleur traitement connu de la
maladie qui nous occupe et en y faisant con-
courir l'hygiène, a rendu le plus de services
aux diabétiques, et cependant sa théorie, publiée avant qu'on connût exactement le rôle de
la diastase salivaire, n'est pas complétement
irréprochable. Partant de ce point, alors
admis, que la digestion des féculents s'opère
normalement dans l'intestin grêle au moyen
du suc pancréatique, et remarquant :

1° Que les matières vomies par un homme en santé, deux ou trois heures après un repas féculent, ne renferment que de très-faibles proportions de glycose, tandis que, dans les mêmes conditions, les matières vomies par un diabétique en contiennent une très-notable quantité; 2° qu'à l'état de santé, l'homme ne digère pas la fécule crue, tandis que les diabétiques la digèrent; 3° que si l'on injecte dans les veines d'un chien une solution de glycose, l'urine n'en contient aucune trace tant que la quantité est inférieure à 2 grammes;

M. Bouchardat conclut de ses observations, que chez les diabétiques la digestion des féculents est rapide et se fait dans l'estomac; que cela tient probablement à une altération du pancréas (constatée du reste plusieurs fois), auquel l'estomac supplée par une modification du suc gastrique; que le sucre se trouvant ainsi en plus grande quantité, est, d'un autre côté, moins complétement détruit, et à cause de la moindre alcalinité du sang, et à cause de l'abaissement de température chez les diabétiques.

Théorie de M. Claude Bernard. Suivant cet habile physiologiste, dont les expériences ont eu un grand retentissement, le foie aurait à l'état normal la propriété de sécréter du sucre comme il sécréte de la bile, et cela indépendamment du genre d'alimentation. Ce sucre est à mesure converti par la respiration en acide carbonique et en eau; mais s'il existe en trop grande quantité, s'il dépasse par exemple la proportion de 3 o/o par rapport au sang, il apparaît dans l'urine. Or cette condition se produit lorsque le foie est surexcité. Le diabète ne serait donc, à proprement parler, qu'une maladie du foie. M. Claude Bernard a appuyé sa théorie sur des faits nombreux que je ne puis rapporter tous ici, mais dont je veux au moins citer les principaux. Ainsi, il a le premier démontré que dans le tissu du foie d'un animal quelconque, on trouve invariablement du sucre par les moyens ordinaires. Il a conclu de ses expériences que chez un animal qui ne mange ni sucre, ni fécule, le sang de la veine-porte ne contient pas de sucre, tandis que celui des veines sus-hépatiques, en renferme des quantités considérables. Enfin, il a découvert dans la substance même du foie une matière facilement transformable en sucre et qu'il a nommée matière glycogène.

Cette théorie, basée sur des faits en apparence incontestables, fut pour ainsi dire acclamée dès son apparition ; mais voilà que, dans ces dernières années, elle a été à son tour attaquée et renversée par MM. Sanson, Rouget et Pavy.

M. Sanson a découvert que la matière glycogène n'est point propre exclusivement au foie, mais se rencontre également dans les principaux organes parenchymateux, rate, rein, poumon etc., qu'elle existe même dans le sang en général et celui de la veine-porte en particulier, qu'elle se trouve enfin dans le tissu musculaire des herbivores, comme dans celui des carnivores. Cette substance, qui est très-analogue à la dextrine, a reçu de M. Rouget le nom de zoamyline ; il l'a retrouvée également dans tous les tissus animaux ; de plus, il a démontré qu'il

existe une relation très-intime entre une alimentation féculente et le développement de la
zoamyline dans le foie. M. Claude Bernard
avait déjà dit que la décoction du foie d'un
chien nourri exclusivement de matières albuminoïdes est parfaitement limpide, tandis
qu'elle est au contraire trouble, opaline, lai-
teuse, lorsque le chien a été nourri avec une
bouillie de fécule. M. Rouget a montré que
cette différence d'aspect tenait à une plus grande quantité de matière glycogène ou zoamyline.

Mais M. Pavy a fait au monde savant une
révélation bien autrement inattendue. Il a découvert qu'à l'état normal le foie ne sécréte pas
de sucre, et que la présence du sucre dans cet
organe est un phénomène cadavérique ou pathologique. Meissner, Jœger et Schiff, ont, par
des expériences minutieuses, confirmé le fait
avancé par Pavy. Schiff indique la formation
anormale du sucre dans les deux cas, par la
production d'un ferment qui n'existe pas phy-
siologiquement dans le sang, mais qui s'y pro-

duit quelquefois pathologiquement et qui toujours se développe après la mort. Agissant sur la matière glycogène partout où elle se trouve, c'est-à-dire non seulement dans le foie, mais encore dans les autres organes à zoamyline, il produit du sucre et la glycosurie s'établit. Ce ferment n'a pas été isolé ; mais il est positif qu'on ne peut chercher que dans une altération du sang la cause de la transformation en sucre de la matière amyloïde des tissus. Il est vrai que cette explication ne rend pas compte de tous les faits.

« Voici, dit M. Jaccoud, trois individus atteints tous trois de diabète bien caractérisé.

Chez le premier, vous supprimez de l'alimentation tous les féculents : au bout de 48 à 60 heures la glycosurie disparaît, et aussi longtemps que le malade s'astreint à ce régime rigoureux il a le bénéfice de cette guérison tout artificielle.

Enlevez les féculents chez le second malade, les choses ne se passent plus de même : la glycosurie ne cesse pas, elle diminue seulement, et cette diminution même peut n'être que temporaire.

Mettez le troisième diabétique à une diète complète, il continue à perdre du sucre comme par le passé.

Le premier malade fait donc la glycose qu'il perd aux dépens des aliments féculents ; le second la fait aux dépens des aliments azotés ; le troisième aux dépens de lui-même. »

L'hypothèse d'un ferment diastatique dans le sang rend bien compte de ces deux derniers degrés du diabète, et on conçoit que, plus ou moins vicié, le sang agisse seulement sur les aliments azotés, ou à la fois sur ceux-ci et sur les tissus eux-mêmes. Elle suffirait aussi pour expliquer la transformation des aliments féculents en glycose, si M. Bouchardat n'avait démontré que cette transformation s'opère dans l'estomac des diabétiques.

Il faut donc admettre chez ces malades une altération spéciale du suc gastrique.

Et ce n'est pas seulement la sécrétion gastrique qui est modifiée : la sécrétion salivaire, la sécrétion urinaire le sont aussi. Donc l'innervation qui préside à toutes les sécrétions est pervertie.

Ce désordre nerveux est-il cause ou effet de l'altération du sang? Il est probable qu'il est primitif, puisque on peut créer des diabètes de toutes pièces par lésions des centres nerveux, puisqu'il existe des diabètes traumatiques, puisqu'enfin les chagrins, les émotions morales dépressives, les excès vénériens, qui donnent naissance à tant de maladies nerveuses, engendrent de même celle-ci. L'action *glycogène* des anesthésiques, signalée par M. Reynoso, s'expliquerait de la même manière.

D'après ma manière de voir, le diabète ne serait donc en définitive qu'une névrose, tenant sous sa dépendance les altérations des sécrétions, celle du sang, et secondairement la dénutrition des tissus.

Et j'entends parler ici du diabète confirmé, de celui qui s'accompagne de polyurie, de polydipsie et de polyphagie. Les cas auxquels

peuvent s'appliquer la théorie de M. Reynoso
et celle de M. Mialhe, ne sont que des cas de
glycosurie simple, produite, non par un excès
de sucre dans l'économie, mais simplement
par un défaut de combustion, résultant lui-
même, ou d'une gêne de la respiration, ou
d'une diminution de l'alcalinité du sang.

Si le diabète est réellement une névrose, sa
cure radicale est, sinon impossible, du moins
très-difficile à obtenir. C'est en effet ce qui a
lieu. Mais il peut être arrêté dans sa marche,
et tous ses symptomes, sauf (en général) un
seul, la glycosurie, peuvent disparaître sous
l'influence d'un traitement approprié, à la fois
hygiénique et médical. Le régime, l'exercice
et les alcalins, associés dans une certaine mesure, ont donné à M. Bouchardat des résultats
remarquables.

Les Eaux minérales alcalines, et en première ligne celles de Vichy, ont été à juste
titre recommandées par ce célèbre praticien.
Mais comment agissent les alcalins contre le

diabète ? Et les Eaux de Vichÿ agissent-elles uniquement par leur alcalinité ou, sinon, quel est leur mode d'action?

Dans l'état de nos connaissances, il n'est malheureusement pas facile de répondre à la première de ces questions. C'est surtout en se basant sur la théorie de M. Mialhe qu'on a été conduit à administrer les alcalins aux diabétiques; et cependant M. Bouchardat a prouvé par des expériences rigoureuses que leur sang est aussi alcalin que celui des personnes en santé. Il n'en est pas moins vrai que les alcalins font le plus grand bien aux diabétiques : sous leur influence, leur soif s'apaise, leurs sécrétions perverties reviennent en partie à leur état normal, la glycosurie elle-même diminue d'une manière notable. Comment agissent-ils donc ? Il est probable que c'est principalement sur le sang qu'ils exercent leur action et qu'ils s'attaquent au ferment, inconnu dans sa nature, qui convertit la zoamyline en sucre.

Cette heureuse influence des alcalins une

fois reconnue, on a songé aux Eaux minérales
alcalines de Vichy, qui ont donné de leur côté
les résultats les plus satisfaisants dans la maladie qui nous occupe. Mais ce serait une erreur profonde de croire que ces Eaux n'agissent
ici que par le bicarbonate de soude qu'elles
contiennent. Les faits sont là pour prouver
surabondamment le contraire. Un diabétique
traité chez lui par les alcalins est soulagé d'une
manière notable : mais son urine reste encore
assez abondante et contient une proportion de
sucre qui, passé un certain point, ne diminue
plus. Ce malade vient à Vichy : après deux
ou trois jours de traitement, le chiffre du sucre
qui s'était maintenu stationnaire depuis quelque temps, s'abaisse quelquefois de moitié,
puis il continue à diminuer, pour arriver en
définitive à une limite qui ne peut plus être
dépassée. Si les sels alcalins contenus dans
l'Eau de Vichy prise à la source ont pu produire se résultat, comment se fait-il que les
alcalins administrés précédemment n'aient pas
eu la même puissance ? Et par alcalins j'en-

tends ici non-seulement le bicarbonate de soude en nature, mais encore les Eaux transportées qui sont d'une utilité *indispensable* pour les diabétiques, en dehors de la saison qu'ils viennent passer tous les ans à Vichy, mais qui ne sauraient en aucune façon remplacer entièrement le traitement thermal.

En 1867, j'ai donné des soins à un diabétique, dont les urines, qui deux mois auparavant contenaient 576 grammes de sucre par 24 heures, n'en renfermaient plus, au moment de son arrivée à Vichy, que 176. Cette amélioration avait été produite par le régime et l'usage des Eaux transportées et s'était maintenue telle quelle depuis quelque temps. Le 10 juin, ce malade vint me confier la direction de son traitement à Vichy. Trois jours après, la quantité de sucre émise était réduite à 94 grammes ; le 16, elle n'était plus que de 30 ; le 20 elle était tombée à 22. Le 27, par suite d'un excès de régime, elle remonta à 37 ; enfin, le 2 juillet, jour de départ du malade, elle n'était plus que de 20 grammes. Deux mois

14

après, ce diabétique m'écrivait que, quoiqu'il eût suspendu tout traitement alcalin et qu'il se fût seulement astreint au régime, son amélioration s'était maintenue, car son urine, récemment analysée, ne contenait plus que 15 grammes par 24 heures.

Cette observation ne prouve-t-elle pas clairement que l'alcalinité des Eaux minérales de Vichy n'entre que pour sa quote part dans leur action sur le diabète ? Cette alcalinité a sans doute un rôle chimique à remplir ici, rôle que nous connaissons imparfaitement et qui, dans certains cas seulement, comme dans le diabète des goutteux, pourrait bien, ainsi que le veut Mialhe, consister à rétablir à son niveau l'alcalinité diminuée du sang. Mais ce rôle est borné, momentané, et ne saurait expliquer la persistance des bons effets obtenus, alors que tout traitement a cessé.

Au contraire l'action salutaire et incontestée que les Eaux de Vichy exercent sur les fonctions de nutrition, si profondément atteintes chez les diabétiques, suffit à elle seule pour rendre compte des résultats obtenus ; mais je ne puis revenir ici en détail sur des faits déjà consignés plusieurs fois dans cet ouvrage et qu'on trouvera notamment dans le chapitre Ier : *Du Mode d'action des Eaux de Vichy en général.*

D'ailleurs le tableau suivant, dans lequel je mets en regard les principaux symptômes diabétiques et les effets du traitement thermal, est de nature à faire comprendre les avantages durables retirés ordinairement de l'usage des Eaux.

Principaux symptomes du Diabète.	Principaux effets du traitement de Vichy.
La peau est ordinairement sèche.	Les fonctions de la peau diminuées sont activées ; supprimées sont rétablies.
De là, tendance aux phlegmasies cutanées.	De là, les phlegmasies cutanées sont prévenues.
La salive est acide.	La sécrétion salivaire, lorsqu'elle a cessé d'être alcaline, le redevient.
La digestion, l'absorption, l'assimilation, se font mal, d'où la nutrition souffre.	Toutes les fonctions de nutrition, lorsqu'elles sont en souffrance, tendent à revenir à l'état normal.

Le mouvement de dénutrition est accéléré. Il s'opère surtout sur les tissus à zoamyline et sur le tissu musculaire, ainsi que le démontre la présence dans les urines, en quantité considérable, du sucre et de la créatinine.

La glycosurie s'accompagne de polyurie, parce que le sang étant rendu plus visqueux par la présence du sucre, reçoit par endosmose une grande quantité d'eau, qui augmente la pression intra-vasculaire, et aussi par ce que le sucre ne peut s'échapper du sang qu'à la condition d'être très-dilué.

L'eau est devenue pour le sang une condition de circulation, et cependant elle s'échappe en grande abondance par les urines ; il est donc urgent qu'elle soit remplacée ; d'où augmentation de la soif ou polydipsie.

Le sucre se forme aux dépens des aliments et aux dépens des tissus : donc, d'une part les aliments perdent de leur pouvoir nutritif, et de l'autre le corps a un plus grand besoin de répara-

Le mouvement de dénutrition exagéré qu'on remarque chez les Diabétiques est arrêté, soit seulement par une action locale sur le ferment hypothétique contenu dans le sang de ces malades, soit aussi par suite de l'amélioration apportée à la digestion et à la nutrition, d'où diminution considérable du sucre et de la créatinine dans les urines.

Le sucre étant beaucoup moins abondant, les conditions mécaniques et chimiques qui augmentent d'une manière souvent effrayante la quantité des urines, disparaissent presque entièrement. Aussi la polyurie décroit parallèlement à la glycosurie, et devient très-minime.

Le sang contenant moins de sucre, les urines n'étant plus à beaucoup près aussi abondantes, l'organisme n'a plus ce besoin pressant de liquides, parce que la circulation est assurée ; d'où diminution de la soif.

Le mouvement de dénutrition étant manifestement diminué, et de plus l'assimilation se faisant mieux, les aliments ont un plus grand pouvoir nutritif, et l'organisme a un moins grand

tion ; d'où augmentation de la faim ou polyphagie.

Si la maladie est abandonnée à elle-même, il arrive un moment où les aliments ne peuvent plus réparer les pertes éprouvées par les malades; d'où amaigrissement, puis consomption.

besoin de réparation; d'où diminution de la faim.

Si les malades sont déjà dans la période de consomption au moment où ils commencent un traitement à Vichy, les eaux auront sur eux une bien moins grande efficacité, parce que les fonctions de nutrition sont, chez ces Diabétiques, très-profondément atteintes.

Ainsi le diabète est attaqué non seulement dans ses symptômes, mais encore, jusqu'à un certain point, dans son essence même, et je ne crains pas d'avancer que de tous les traitements connus, celui de Vichy, aidé du régime approprié (1), est celui qui donne les meilleurs résultats. Il promet une longue existence aux diabétiques, dans un état de santé très-supportable, moyennant une visite annuelle aux sources bienfaisantes. Quel est le malade aisé qui se plaindra de cette obligation ?

Le tableau précédent paraîtrait me mettre en contradiction avec moi-même, si je ne le

(1) Voir à la seconde partie l'hygiène des malades à Vichy.

faisais suivre d'une remarque. J'ai dit ailleurs que les Eaux de Vichy possèdent, entre autres propriétés, celle de provoquer l'appétit et d'augmenter la sécrétion urinaire; c'est-à-dire, en termes médicaux, qu'elles sont apéritives et diurétiques. Comment se fait-il donc qu'elles puissent au contraire diminuer l'appétit et diminuer les urines des diabétiques ? La raison en est bien simple. Ce sont les pertes énormes en sucre qui, chez les diabétiques, occasionnent l'augmentation de l'appétit et aussi la diurèse. Les Eaux, en empêchant très-manifestement la formation du sucre, agissent par contre-coup sur les symptômes qui en dérivent, l'action apéritive et diurétique qui leur appartient en propre étant hors de toute proportion avec les effets analogues dûs à la glycosurie.

A quelle source doivent boire les diabétiques ? Aux Célestins, répond la routine, qui y envoie indistinctement toutes les maladies des voies urinaires et qui, les yeux fermés, range le diabète dans cette catégorie. Cette fois je suis disposé à confirmer sa sentence, quoique n'en adoptant pas les motifs.

C'est la nouvelle source des Célestins, celle de la Grotte, qui doit être préférée, parce qu'elle contient du fer en plus grande abondance que l'ancienne. Elle est froide, très-riche en acide carbonique et ferrugineuse : aussi a-t-elle une action à la fois excitante et tonique. Elle convient donc merveilleusement aux diabétiques, dont l'organisme, épuisé par une décomposition incessante, a besoin d'être relevé et soutenu.

Mais ces malades présentent parfois, soit du côté des voies urinaires, soit du côté des voies digestives, des complications qui ne leur permettent pas l'usage de cette source, ou qui commandent de l'associer à une autre. Ce sont alors les Eaux de Lardy et celles de l'Hôpital qui lui viennent en aide le plus souvent.

En général, et dans les cas simples, les diabétiques peuvent boire d'assez fortes doses d'Eau minérale : il en est qui arrivent graduellement à huit verres d'eau par jour sans en être incommodés.

Les bains minéraux quotidiens sont de rigueur pour eux et concourent pour une large part aux bons résultats obtenus.

La durée du traitement doit être d'un mois au moins.

XI

CHLOROSE. — ANÉMIE.

La chlorose est un état morbide caractérisé par une pâleur particulière de la face, par des troubles variés des diverses fonctions, avec langueur et faiblesse.

Elle appartient en propre au sexe féminin, et s'attaque spécialement aux jeunes filles, à l'époque de la puberté.

L'âge pubère et le sexe féminin sont donc des causes prédisposantes de cette affection. On a encore cité avec raison le tempérament nerveux, l'alimentation insuffisante, les climats humides et malsains, les fatigues excessives.

Les causes occasionnelles signalées se rapportent presque toutes à des troubles de l'innervation ; ainsi : frayeurs, émotions morales profondes, chagrins, accès d'hystérie, etc.

Au point de vue du traitement de Vichy, il me paraît inutile d'insister sur tous les symptômes que présente la chlorose : je veux du moins les énumérer.

Dans la forme la plus grossière, dit Trousseau, et quand il est rarement permis de la méconnaître, la chlorose se présente avec le cortège des symptômes suivants :

Décoloration générale de la peau et des membranes muqueuses ; léger amaigrissement ; bouffissure de la face et des extrémités inférieures ;

Etat nerveux, hystérie, mélancolie, versatilité, débilité musculaire ;

Douleurs névralgiques, à type ordinairement irrégulier ;

Augmentation ou diminution du volume du cœur, impulsion ventriculaire quelquefois plus énergique, d'autres fois plus faible que dans l'état sain ; bruit de souffle généralement doux, au premier temps du cœur ; bruits de souffle divers dans les gros vaisseaux artériels, et notamment dans les carotides, dans les sous-clavières, etc.;

Pouls plus fréquent que dans l'état de santé, chaleur fébrile, sécheresse de la peau, soif;

Anhélation au moindre mouvement, palpitations de cœur ;

Dyspepsie, pyrosis, appétits dépravés, gastralgie, parfois vomissements, constipation habituelle, diarrhée, quand la maladie a duré très-longtemps;

Menstruation douloureuse, irrégulière, peu abondante, décolorée, nulle ; quelquefois ménorrhagie.

Tel est le cortège effrayant des symptômes qui accompagnent la chlorose. Les lésions anatomiques ne sont pas en rapport avec ces désordres si complexes. C'est en vain que l'on cherche des altérations dans les viscères ; on n'en trouve que dans le sang, mais là elles sont importantes.

Le chiffre des globules qui à l'état normal, est de 99 millièmes chez la femme (127 chez l'homme), peut, chez les chlorotiques, descendre jusqu'à 5o millièmes et au-dessous. Il en résulte que leur sang est plus aqueux, plus fluide, moins coloré. On a prétendu que ce sang est moins riche en fer que le sang normal : cela est vrai d'une manière absolue; mais cela n'est plus vrai d'une quantité donnée de globules, ce qui revient à dire que la seule altération du sang est en somme une diminution de globules, une *aglobulie* C'est précisément ce qui arrive dans l'anémie.

Sous le rapport anatomique, il y a donc identité entre l'anémie et la chlorose. Toute la différence gît dans la manière dont s'est produite l'aglobulie. Dans l'anémie, elle provient surtout des pertes de sang, du défaut d'alimentation, ou bien est consécutive aux maladies aiguës ou chroniques; dans la chlorose, elle résulte du travail physiologique qui s'opère chez la femme à l'époque de la puberté. La chlorose n'est donc qu'une anémie spontanée.

Et la meilleure preuve que chlorose et anémie ne sont, en dernière analyse, qu'une aglobulie, c'est qu'une fois déclarés, ces deux états morbides présentent à peu près les mêmes symptômes. Qu'une jeune fille de 15 ans se fasse une blessure et perde accidentellement par hémorrhagie une grande quantité de sang : comment appellera-t-on l'état de langueur, de faiblesse, accompagné de troubles nerveux qui en résultera ? On l'appellera anémie si l'on en connaît la cause ; mais le médecin le plus expérimenté pourrait l'appeler chlorose s'il ne s'inquiétait pas des commémoratifs.

Il résulte de là que la chlorose et l'anémie quoique provenant d'origines différentes, réclament à peu près la même médication. Il s'agit de rendre au sang, devenu trop aqueux, les globules qui lui manquent, car ce résultat une fois obtenu, les symptômes chlorotiques ou anémiques disparaîtront.

On a beaucoup vanté l'emploi du fer, et je me hâte d'ajouter que c'est à juste titre. Il n'est pas hors de propos de rechercher ici le mode d'action de ce médicament, et de le comparer à celui des Eaux de Vichy.

15

A cet égard, deux opinions sont en présence.
Les uns veulent que le fer absorbé passe directement dans le sang, y soit précipité à l'état
d'oxide, lui rende immédiatement les principes qui lui manquent et fasse d'emblée de ce
fluide un élément réparateur. Mais j'ai déjà
observé que ce n'est pas le fer qui manque au
sang, que ce sont les globules, dont le fer est,
il est vrai, un des principes intrinsèques.

Les autres attribuent aux ferrugineux une
action uniquement tonique, par laquelle les
fonctions digestives et nerveuses sont influencées de manière à rendre plus parfaites l'iner-
vation et la nutrition. La reconstitution organique s'opérerait donc par l'intermédiaire de
cette action tonique. C'est la manière de voir
de M. Claude Bernard : c'est celle qui paraît
le plus en rapport avec les faits. D'ailleurs,
ainsi que le fait remarquer l'illustre professeur
du collège de France, on peut prouver que
les sels de fer exercent une action spéciale sur
la muqueuse gastrique : toutes les parties de la
membrane qui en sont touchées prennent une

circulation plus active. Le fer est donc un excitant direct. On peut ajouter qu'il est absorbé
en partie, qu'il passe dans la circulation, et
qu'il vient matériellement prendre part à la
reconstitution des globules déjà physiologique-
ment provoquée.

Les Eaux de Vichy n'agissent pas autrement que le fer sur l'organe central de la digestion. Elles le stimulent, l'excitent, et lorsqu'il est incapable d'accomplir sa mission,
elles l'élèvent au niveau des fonctions qu'il
doit remplir.

C'est ce qui arrive dans la chlorose, dans
l'anémie : le sang appauvri n'exerçait plus sur
le système nerveux de l'estomac une stimulation suffisante ; par cela même la sécrétion
gastrique était pervertie, et la digestion com-
promise. Les Eaux, administrées convenablement, relèvent directement les fonctions nerveuses et rétablissent la digestion dans son
intégrité. A son tour la nutrition redevient
normale, et le sang reconstitue ses globules,
empruntant le fer qui lui est nécessaire aux

aliments et à l'Eau de Vichy elle-même, si
on a soin de faire choix d'une source ferrugineuse. Quelques semaines suffisent pour opérer cette transformation, et quand le traitement minéral est terminé, le sang reconstitué
est désormais capable d'assurer le fonctionnement de l'estomac.

Mais si les Eaux de Vichy paraissent agir
sur les chloro-anémiques dans le même sens
que le fer lui-même, elles offrent sur ce médicament des avantages incontestables.

Le fer n'augmente pas l'appétit, il le diminue même assez souvent, et cause des pesan-
teurs d'estomac.

Nos Eaux sont au contraire apéritives et ne
fatiguent que rarement l'estomac, quand elles
sont bien administrées.

Cette fâcheuse impression que le fer produit
à la longue et quelquefois d'emblée sur l'estomac, est encore augmentée lorsque ce dernier est déjà dans un état anormal; c'est ce
qui arrive surtout dans la dyspepsie et la gas-

tralgie, si communes chez les chlorotiques et les anémiques.

Au contraire, les Eaux de Vichy, non seulement sont tolérées par les malades atteints de dyspepsie, mais encore guérissent en général, ainsi que je l'ai dit ailleurs, la dyspepsie elle-même. Leur action contre la gastralgie, quoique incontestée, est moins constante; du moins sont-elles bien supportées par les gastralgiques, au moyen de quelques précautions.

Ainsi, non-seulement elles rétablissent la nutrition comme le fer, mais encore elles agissent favorablement sur l'organe central de la digestion que le fer incommode.

De telle sorte que si la chlorose était réellement un vice de digestion, comme le croirait volontiers M. Claude Bernard, on ne pourrait imaginer de traitement plus rationnel que celui de Vichy.

Pour moi, qui ne partage pas cette opinion et qui considère le vice de la digestion comme l'effet plutôt que la cause de la chlorose, je

n'en suis pas moins convaincu de l'heureuse
influence des Eaux de Vichy. Combien de
jeunes filles étiolées et languissantes reprennent auprès des sources leurs couleurs, leurs
forces et leur gaieté.

J'en dirai autant des anémiques, qui se
trouvent parfaitement du traitement thermal;
mais ici il y a une distinction à faire. L'aglobulie provient-elle d'une hémorrhagie? Une
fois reconstitués, les globules n'ont plus la
chance de disparaître de nouveau, et l'anémie
est guérie d'une manière durable. Les globules ont-ils été détruits par une cause interne?
La cure radicale est subordonnée à la disparition de cette cause elle-même. Ainsi l'anémie consécutive à une maladie aiguë, comme
la fièvre typhoïde, la pneumonie, est en général guérie radicalement; celle symptômatique
d'une maladie chronique ne disparaît entièrement que si cette maladie est entièrement
curable par les Eaux de Vichy. L'anémie
goutteuse est pour cette raison plus difficile à
guérir que l'anémie résultant par exemple
d'une hypertrophie de la rate.

Puisque le fer qui, il faut bien le reconnaître, fait tant de bien aux chloro-anémiques, est absorbé en petite quantité, et va fournir matériellement à la reconstitution des globules, il y a tout avantage à prescrire de préférence à ces malades les sources ferrugineuses. La source Mesdames, la nouvelle des Célestins et celle de Lardy pourront toutes trois être conseillées. C'est cette dernière qui en général est la mieux supportée; d'ailleurs, elle est la plus riche en fer.

Les doses ne doivent pas être élevées, surtout au début, en raison de la grande susceptibilité nerveuse que présentent les malades.

Les bains demi-minéraux, ou même minéralisés au tiers, rendront aussi des services; mais il faudra bien se garder de les prendre trop chauds, parce que leur effet tonique et excitant disparaît devant les effets opposés produits par leur température élevée. A 29 ou 30 degrés, ils sont dans de bonnes conditions.

Les douches minérales froides, en arrosoir ou à percussion, d'abord partielles puis générales feront le plus grand bien aux personnes qui, ne présentant aucune contre-indication à cette médication énergique, auront le courage de s'y soumettre.

XII

MALADIES DE LA PEAU.

Bien que Vichy ne soit pas une station spéciale aux maladies de la peau, je dois cependant les citer ici pour mémoire. Il est certain que les troubles digestifs jouent souvent un grand rôle dans leur production, et quelquefois en sont la conséquence. A ce titre, le traitement thermal peut exercer sur ces affections une influence considérable.

De plus, les bains agiront toniquement toutes les fois que les alcalins seront indiqués.

Mais pour que nos Eaux puissent être véritablement utiles, administrées *intùs* et *extrà*, il faut que les dermatoses soient chroniques, autrement elles ne pourraient que recevoir un coup de fouet intempestif, par suite de l'excitation thermo-minérale.

Ces réserves faites, je citerai comme pouvant être traitées avec avantage à Vichy, l'urticaire chronique, l'eczéma chronique, l'impétigo, l'echthyma, le pityriasis et le prurigo.

Les sources légèrement sulfureuses, comme la source Chomel et celle du Parc, sont ici plus spécialement indiquées.

DEUXIÈME PARTIE

LES INCIDENTS DU TRAITEMENT THERMAL

ET

L'HYGIÈNE DES MALADES A VICHY.

I

INCIDENTS DU TRAITEMENT THERMAL DE VICHY.

Sous ce titre, un médecin distingué, M. Durand (de Lunel), qui dirige l'hôpital militaire de Vichy, a publié une brochure très-intéressante, qui sera consultée avec fruit. Je n'entreprendrai pas une analyse de cet ouvrage, auquel je veux laisser tout son cachet; mais j'essaierai moi-même de donner une idée des divers phénomènes morbides qui peuvent se présenter pendant la cure, et des moyens d'y remédier.

Les Eaux de Vichy, prises à la source, sont excitantes ; c'est là leur action physiologique dominante. Cette propriété peut rendre compte de la plupart des incidents. Si tous les malades se trouvaient dans les conditions absolument identiques de tempérament, de constitution et de maladie, il serait facile de doser, pour ainsi dire, leur impressionnabilité, et au moyen de quelques tâtonnements, on arriverait à trouver la quantité d'eau minérale qu'ils peuvent consommer chaque jour et la durée du traitement. Il y aurait dès lors une règle unique pour tous.

Mais les malades ont des tempéraments différents, une constitution forte ou faible, des maladies diverses, des degrés dans leurs maladies, et des complications variables. Que d'éléments dont il faut tenir compte ! Essayons de faire la part qui revient à chacun d'eux.

Une personne bien portante, mais d'un tempérament nerveux, est soumise à une excitation violente. Comment se traduit chez elle cette influence ? Par de la fièvre. Une certaine dose d'Eaux de Vichy, au delà de celle que sa susceptibilité nerveuse peut supporter, doit donc lui donner également la fièvre. C'est ce qu'on a appelé *fièvre thermominérale de stimulation.* Une personne d'une constitution faible se trouve à peu près dans les mêmes conditions.

Sur un tempérament sanguin la même excitation produira des effets différents : ce sont surtout les congestions cérébrales et pulmonaires. Les constitutions fortes se rapprochent sous ce rapport des tempéraments sanguins.

Faisons maintenant abstraction du tempérament et de la constitution, pour ne nous occuper que des localisations morbides. Si un organe est actuellement malade, qu'il soit affecté dans son appareil nerveux, sanguin, ou sécrétoire, l'excitation aura pour effet d'augmenter les phénomènes morbides qu'il présente s'ils sont aigus, ils arriveront à un degré d'acuité plus considérable, tandis que

s'ils sont chroniques, ils auront une tendance
à redevenir aigus.

Dans tous ces cas, l'excitation poussée
trop loin, aura en définitive le même résultat :
celui de produire la fièvre ; fièvre primitive,
lorsque le système nerveux seul est en jeu,
fièvre secondaire, lorsque c'est le système
sanguin, ou un organe malade.

Soit un malade très-sanguin, atteint de
cystite chronique, mais n'ayant éprouvé depuis longtemps aucun accident aigu. S'il
abuse des Eaux, il s'exposera à des congestions violentes, même à une attaque d'apo-
plexie. Supposez lui un tempérament mixte,
il ne lui arrivera rien de semblable ; mais à la
longue la vessie sera surexcitée et la cystite
redeviendra aiguë. Supposez-le très-sanguin,
comme dans le premier cas, mais ayant dernièrement présenté des symptômes aigus du
côté de la vessie, le retour de ces symptômes
sera plus probable que les phénomènes con-
gestifs. S'il est très-nerveux, il contractera la
fièvre de stimulation avant que la vessie ait

pu se ressentir de l'action excitante des
Eaux.

En un mot, d'un côté l'organisme tout
entier, considéré dans un de ses grands sys-
tèmes, de l'autre chaque organe en particulier,
possède une certaine force de résistance à
l'excitation. Que ce point soit dépassé, et des
accidents surviennent, soit généraux, avec
retentissement possible mais consécutif sur les
organes irritables, soit locaux, avec retentissement sur l'organisme tout entier. Quelques
uns de ces accidents sont certainement impossibles à éviter, et même sont l'intermédiaire
obligé entre le médicament et la guérison :
telles sont les coliques hépatiques et les coliques néphrétiques, quand elles proviennent
de la migration de calculs volumineux.

Abstraction faite des maladies et des tempéraments, ce sont les organes digestifs qui
paraissent les plus exposés, lorsqu'on abuse
du traitement, parce qu'ils sont en contact
direct avec l'Eau minérale. Cependant, s'ils
ne sont pas primitivement affectés, leur sen-

sibilité naturellement obtuse les préserve jusqu'à un certain point d'une forte excitation. Aussi, administrées à petites doses, les Eaux sont-elles surtout toniques pour les organes digestifs : cette tonicité se révèle par une constipation souvent opiniâtre ; mais à hautes doses, l'excitation devient manifeste, et des diarrhées abondantes en sont l'expression.

Souvent, au bout de quinze ou vingt jours· de traitement, alors qu'il n'est survenu jusque là aucun accident, le malade contracte une fièvre continue, qui l'oblige à cesser l'usage des Eaux. On a nommé cette fièvre, *fièvre de saturation.* Ce n'est pas un mot heureux, parce qu'il donne une fausse idée du phénomène qui se produit. J'ai dit ailleurs, et M. Durand-Fardel l'a dit avant moi, que l'alcalisation des urines n'est pas un phénomène de saturation, mais bien d'élimination ; que le bicarbonate de soude, qui est en somme le principe dominant dans notre Eau minérale, passe continuellement à travers le filtre rénal, et ne s'accumule pas dans l'économie ;

ce qui le prouve, c'est que l'urine redevient acide dès qu'on interrompt le traitement.

Quel droit a-t-on alors de nommer cette fièvre, fièvre de saturation, puisque la saturation n'existe pas ? Ou bien, si l'on considère comme une preuve de saturation l'alcalination de l'urine, pourquoi la fièvre n'existe-t-elle pas pendant tout le traitement ?

On a tort de s'obstiner à ne voir dans l'Eau de Vichy que le bicarbonate de soude, qu'un corps chimique, se comportant dans l'organisme comme dans un vase inerte, s'amassant, se concentrant, et finissant par déterminer une sorte de réaction, dont son expulsion serait le but.

Loin de moi la pensée de nier la réaction ; mais il me semble plus conforme aux faits et à l'analogie de l'expliquer d'une autre manière. Je vois d'autres médicaments déterminer à la longue une véritable révolte de l'organisme, sans qu'on puisse alléguer non plus une saturation. Je vois la quinine, arriver à n'être plus tolérée, et provoquer elle-même la fièvre ; et cependant la quinine passe en nature dans l'urine. Je vois l'iode, dans les mêmes conditions, déterminer les accidents groupés sous le nom *d'iodisme constitutionnel*. Je vois, dans certains cas, le fer, ressemblant doublement à l'eau de Vichy, donner lieu à des signes marqués d'intolérance, au début et à la fin du traitement par les ferrugineux ; de telle sorte que des personnes qui en ont supporté des doses considérables, arrivent à ne pouvoir plus en tolérer la moindre quantité.

Pour moi, je considère tous ces phénomènes, aussi bien ceux du début que ceux de la fin, comme dépendant également de l'excitation produite sur le système nerveux. Il y a intolérance dans le premier cas, parce que l'économie est mise brusquement en contact avec un corps étranger auquel elle n'est pas habituée. Elle se révolte alors comme instinctivement, et d'autant plus que le système nerveux est plus développé. Puis peu à peu elle s'habitue à cette impression, jusqu'au jour où trop souvent répétée, cette impression l'agace, l'irrite, nuit à l'accomplissement régulier de ses fonctions. Elle se révolte alors une seconde fois, mais maintenant en connaissance de cause, pour se débarasser définitivement d'un corps qui lui est nuisible.

Voilà pourquoi ces termes de fièvre thermo-minérale de stimulation et de saturation ne me paraissent pas bien choisis : la stimulation existe dans les deux cas. J'aimerais mieux les expressions de *fièvre thermale temporaire, fièvre thermale définitive,* qui n'impliquent rien relativement à leur nature.

Il est à remarquer que les malades peuvent être atteints de l'une de ces deux fièvres, à toutes les périodes de leur traitement. On en voit très rarement il est vrai, qui, dès leur arrivée à Vichy, contractent la fièvre thermale définitive : il leur est impossible de supporter les moindres quantités d'eau minérale en boisson ou en bain. Que devient ici la saturation ?

Il résulte des considérations qui précèdent

que les incidents du traitement minéral sont très-nombreux et très-variés, qu'il faut au médecin qui pratique près des Eaux beaucoup de tact, beaucoup d'attention, pour éviter ceux qui sont à craindre, pour adoucir ceux qu'on ne peut éviter, et enfin pour traiter ceux qui sont survenus par l'imprévoyance des malades, ou par suite de circonstances impossibles à prévoir.

Je ne puis ici entrer dans tous les cas particuliers qui peuvent se présenter : il faudrait parcourir le cadre nosologique tout entier et le plan de cet ouvrage ne le permet pas. Je me contente de donner quelques conseils très-généraux aux malades.

Toutes les fois qu'il survient pendant le traitement de Vichy quelque dérangement dans la santé, ce traitement a besoin d'être diminué, modifié ou suspendu. L'indisposition la plus insignifiante en apparence, peut avoir les conséquences les plus défavorables, au point de vue du traitement ultérieur, et donner lieu à des crises violentes.

Il faut combattre la constipation, la diarrhée,
la fièvre, par les moyens appropriés ; interrompre l'usage des Eaux, à l'apparition du
moindre phénomène aigu, surtout lorsqu'il se
produit sur les organes déjà malades et lorsque le traitement a été interrompu, il ne faut le
reprendre que quand tout est parfaitement
rentré dans l'ordre, et en employant les plus
grandes précautions. En un mot, pour avoir
le droit de tout espérer, il faut commencer par
tout craindre.

Je termine le chapitre des incidents par une
anecdote de très-fraîche date. Pendant la saison de 1867, M. de P..., désireux de connaître
notre cité thermale, vint y passer une semaine
avec plusieurs de ses amis. Pendant une de
leurs promenades, ces messieurs furent surpris par la pluie, et comme ils se trouvaient à
proximité des Célestins, ils allèrent se réfugier
sous la charmante grotte qui sert d'abri à la
nouvelle source. Quand on attend, le temps
paraît long : la pluie tombait toujours et ne
semblait pas vouloir s'arrêter davantage que

la source, qui jaillissait monotone comme la pluie. M. de P..., voulant au moins mettre à profit sa visite à la naïade du lieu, et se souvenant d'avoir eu autrefois quelques accès de goutte, se fit donner un verre d'Eau minérale. Jusque là tout était pour le mieux ; mais ses amis se moquèrent de la confiance qu'il paraissait avoir dans l'efficacité de la source, et pour tuer le temps, au risque de se tuer eux-mêmes, ils se mirent à en boire immodérément, pariant à qui en consommerait le plus de verres, et provoquant M. de P... à prendre part à la lutte. Ce dernier eu la faiblesse de céder, et quand le beau temps revint, il avait bu environ dix verres d'eau.

Le lendemain matin, j'étais appelé auprès de lui : je le trouvai au lit, avec un accès de goutte très-violent, et ce ne fut qu'après un mois entier de traitement qu'il put reprendre le chemin de son domicile. Quelle leçon pour lui, et pour ceux qui seraient tentés d'imiter son imprudence !

HYGIÈNE DES MALADES A VICHY.

L'hygiène fait partie intrinsèque de la médecine. Comme elle joue un grand rôle dans la
production des maladies, elle en joue aussi un
grand dans leur traitement.

Mais ici, il faut établir une distinction entre
les maladies aigues et les maladies chroniques.
Les premières réclament, par leur violence
même, une médication énergique, qui en peu
de jours se montre salutaire ou inutile; les
malades sont en général dans leur lit, ils n'ont
pas faim, sont en proie à la fièvre, et se trouvent pour ainsi-dire incapables de commettre
une imprudence sous le rapport hygiénique.
D'ailleurs leur entourage s'y opposerait. Puis,
vient la convalescence, pendant laquelle tout
le monde comprend la nécessité de se soumettre à un régime sévère.

La maladie chronique, au contraire, sur-

vient lentement, et souvent à l'insu du malade
lui-même ; puis, lorsqu'elle s'est franchement
déclarée, elle demeure latente, en dehors des
crises qu'elle peut déterminer. L'inobservation
de l'hygiène a été pour beaucoup dans sa production, et le malade qui a contracté de mauvaises et souvent chères habitudes, ne s'y sous-
trait que pendant les accès aigus. Dans leur
intervalle, livré entièrement à lui-même, se
trouvant dans un bien-être relatif et quelquefois n'éprouvant ni gêne, ni souffrance, il se
fait bien vite illusion sur sa santé, et oubliant
toutes les recommandations qu'on lui a faites,
il laisse de côté l'hygiène ou n'en prend que
ce qui ne lui déplaît pas. Il en résulte que la
maladie s'entretient, se perpétue, en dépit des
médicaments eux-mêmes.

Il résulte de là que les Eaux, non-seulement celles de Vichy mais toutes les autres,
n'ont qu'une action bornée, si elles ne sont pas
secondées par l'hygiène, et qu'avec son secours elles atteignent tout le degré de puissance dont elles sont capables.

Les règles hygiéniques à suivre sont relatives : 1° à la station thermale ; 2° à la nature de la maladie ; 3° au malade lui-même.

1° *Régles relatives à la station thermale.* Il est incontestable que l'hygiène ne peut-être un auxiliaire utile du traitement qu'à la condition d'agir dans le même sens que lui.

Or, les Eaux de Vichy exercent principalement leur action sur le tégument externe, dont elles activent les sécrétions, et sur les organes de la digestion, dont elles assurent le parfait fonctionnement.

Favoriser les fonctions de la peau et la digestion, telles sont donc les indications hygiéniques à remplir.

C'est par le grand air, l'exercice corporel et des vêtements appropriés, qu'on arrivera au premier résultat. Le grand air, en raison de la plus forte proportion d'oxigène qu'il contient, produit sur tout le tégument externe une excitation qui active la circulation et provoque les sécrétions : puis, par sa grande mobilité et son

16

renouvellement, il favorise l'évaporation qui se produit continuellement à la surface de la peau. L'exercice excite aussi les fonctions cutanées, et de plus, comme le grand air, active la respiration, les combustions interstitielles et la circulation. Mais l'exercice convenable varie suivant l'âge et suivant la maladie. Les enfants se trouveront en général très-bien des exercices gymnastiques, si favorables à leur développement et si utiles pour combattre chez eux la tendance au lymphatisme. Les grandes personnes feront autant que possible des promenades à pied ; cet exercice est surtout salutaire à celles qui sont habituellement sédentaires, aux hommes de cabinet. Les malades atteints d'engorgement des organes abdominaux s'en trouvent aussi très-bien, car l'excitation de la circulation périphérique et celle des fonctions de la peau contribuent à dégager les parties congestionnées. Un auteur du siècle dernier assure même avoir guéri, au moyen de l'exercice forcé, un engorgement du foie qui avait résisté à toutes les ressources habituelles de la thérapeutique. Aussi l'habitude de *promener ses eaux*, comme on dit à Vichy, est-elle excellente, moins parce qu'elle facilite la digestion de l'eau, que parce qu'elle active les fonctions cutanées.

Mais il y a des bornes à tout. On voit des malades entreprendre des courses en dehors de toute proportion avec leurs forces, et négliger même une partie de leur traitement, au profit d'un exercice trop exagéré pour être salutaire. Ceux-ci dépassent le but et s'exposent à éprouver ensuite trop vivement l'action des Eaux. Il ne faut pas oublier qu'un peu d'exercice fortifie, et beaucoup d'exercice fatigue.

D'autres, au contraire, par la nature de leur maladie, ou par l'état de leurs forces, ne peuvent entreprendre de longues promenades à pied. Ceux-là ont la ressource des promenades en voiture, exercice passif, si je puis me servir de cette expression ; en effet, le corps, par son déplacement rapide, recevant de l'air ambiant des chocs continuels, l'excitation qui en résulte peut suppléer en partie à celle produite par la marche. Les chlorotiques, qui souvent ne peuvent faire dix pas sans être essoufflées et éprouver des palpitations de cœur ; les personnes atteintes de maladies de matrice, qui peuvent à peine marcher ; les. goutteux dont les douleurs sont momentanément exaspérés, enfin, les malades profondément débilités, doivent autant que possible, se promener en voiture. Plus tard, à mesure que les bons effets du double traitement thermal et hygiénique se feront sentir, la marche redeviendra possible.

Mais autant les exercices corporels doivent être encouragés, autant les travaux d'esprit doivent être prohibés dans une station thermale. Qu'on se pénètre bien de cette vérité, que presque toutes les maladies chroniques surviennent chez des personnes qui pensent beaucoup, qui mangent trop et qui ne marchent pas assez.

Celui qui veut faire d'un exercice physique modéré, et surtout de la marche, un moyen hygiénique efficace, ne doit pas perdre de vue qu'il doit, pour atteindre ce but, porter la plus grande attention au choix de ses vêtements. Trop couvert, surtout en plein été, l'on transpire beaucoup, et la moindre course est une cause de fatigue et d'affaiblissement. Trop légèrement vêtu, on s'expose à se refroidir pour peu qu'on s'arrête, que le vent se lève, ou qu'on soit surpris par la nuit : et que de conséquences funestes peut avoir un refroidissement ! Pour ne pas sortir du cercle des maladies traitées à Vichy, je puis dire qu'il n'en est pas une qui n'ait bien des chances de s'aggraver dans ces conditions, par suite de la suppression brusque des fonctions de la peau. Je ne saurais donc trop recommander aux malades de porter des gilets de flanelle, qui absorbent la transpiration à mesure qu'elle se forme, et maintiennent une douce chaleur sur la peau, et de ne jamais sortir à l'approche de la nuit sans un double vêtement. A Vichy, les soirées sont fraîches, et quand on sort d'un lieu très-chaud, comme une salle de spectacle ou un café, ce n'est qu'au moyen de grandes précautions que les effets dangereux d'un air frais et vif peuvent être conjurés.

La digestion, ai-je dit, doit être favorisée. L'exercice aide aussi l'accomplissement de cette fonction. Mais il ne doit pas être pris immédiatement après les repas ; il est nécessaire de donner d'abord à la chymification le temps de s'accomplir en partie, sans cela la digestion s'opère trop rapidement, et avant que le bol alimentaire ait subi les modifications indispensables à sa parfaite absorption.

Mais c'est surtout l'alimentation qui exerce une influence considérable sur la digestion, par sa quantité et sa nature.

Pour bien digérer, il ne faut pas trop manger. A Vichy, l'appétit est surexité par l'action des Eaux et par l'exercice inaccoutumé auquel on se livre. Que les malades sachent résister à cet appétit pour ne pas fatiguer leur estomac par un travail excessif.

La nature de l'alimentation tient aussi, en hygiène, une place très-importante ; mais avant de donner à cet égard des règles générales, il y a quelques réserves à faire. Les estomacs sont plus ou moins susceptibles : ce que l'un digère bien, n'est pas toléré par l'autre : celui-ci s'accommode d'aliments lourds et réputés indigestes ; celui-là se révolte contre des aliments légers et ordinairement très-digestifs. Chacun doit respecter les caprices de son organisation. Il en est, ainsi que je le dirai plus loin, auxquels certaines catégories d'aliments sont absolument contraires, par suite de la nature de leur maladie. Laissons de côté, et ces répugnances individuelles, et ces incompatibilités, et disons en peu de mots, comment à l'état normal l'alimentation doit s'effectuer.

Il est démontré que l'homme ne peut vivre sans un régime à la fois azoté et non azoté. Il a besoin d'azote parce que ses tissus en contiennent, et les principes non azotés, très-riches en carbone, contribuent par leur transformation en acide carbonique, à produire la chaleur animale. Or, les principes azotés se trouvent surtout dans la chair des animaux, les principes non azotés surtout dans les végétaux. De là l'opportunité d'une alimentation à la fois végétale et animale.

Mais il y a encore un choix à faire parmi les viandes et parmi les légumes. M. Beaumont, qui, sur un Canadien atteint de fistule gastrique, a pu faire des observations très-précises sur les phénomènes de la digestion, a constaté que les viandes bouillies et frites, de veau, de bœuf, de mouton et de porc, sont digérées en quatre heures ; ces mêmes viandes rôties, en trois heures et demie ; la viande des volailles noires, en trois heures et demie, celle des volailles blanches, en trois heures. La chair du poisson était digérée moyennement en deux heures et demie. Les estomacs délicats s'accommoderont donc de préférence du poisson, des volailles blanches. Après cela, viendront les rôtis un peu saignants de bœuf ou de mouton. Quant au gibier, qui est d'une digestion difficile, il est mieux de s'en priver.

Les végétaux sont en général beaucoup moins digestibles que les matières animales, parce qu'ils renferment un grand nombre de substances réfractaires à la digestion : ainsi la fibre végétale ou cellulose, les enveloppes des raisins, des lentilles, des pois, des fèves, des haricots, des fruits, résistent à l'action du suc gastrique et des sucs intestinaux. Aussi presque tous les légumes apparaissent dans les matières fécales, sans avoir subi de transformation. Les champignons et les truffes sont rangés à juste titre parmi les substances alimentaires les plus lourdes. Il faudra donc faire un choix. Les asperges, les artichauts, les petits pois doivent être cités parmi les légumes qui conviennent le mieux aux estomacs difficiles.

Le degré de cuisson des végétaux influe énormément sur leur plus ou moins grande digestibilité : c'est un point auquel on ne saurait porter trop d'attention. Bien cuits, les légumes sont ramollis, hydratés, et plus facilement attaqués par les sucs digestifs ; mais pour être bien cuits, il ne suffit pas qu'ils aient subi pendant longtemps l'action de la chaleur, il faut encore, et c'est là une question capitale, qu'ils aient été préparés avec une eau non séléniteuse. En effet, les sels calcaires rencontrant dans les végétaux de l'albumine, de la fibrine, des acides, se combinent avec eux et forment une espèce de vernis qui s'oppose à la pénétration des parties intérieures, à leur ramollissement, à leur cuisson.

Si j'insiste sur ce point, c'est que pendant longtemps on ne s'est servi dans les hôtels de Vichy que d'une eau de puits de très-mauvaise qualité, et que pour en précipiter les sels de chaux on était obligé de la mélanger à une certaine quantité d'eau de la Grande-Grille. Je me hâte d'ajouter que l'eau de l'Allier étant, depuis quelques années, distribuée en abondance dans toute la ville, grâce aux travaux ordonnés par l'Empereur, les mauvaises habitudes d'autrefois ont été abandonnées.

Dans une récente publication (1), j'ai signalé tous les inconvénients attachés à l'usage habi-

(1) Lavigerie. Notice sur les eaux potables de Vichy, 1867.

tuel, en boisson, des eaux de puits, surtout de celles de Vichy, qui sont très-chargées de chaux. Je ne crains pas d'affirmer que pour des personnes dont les fonctions digestives sont entravées ou seulement languissantes, une pareille eau est très-nuisible; que non seulement elle est de nature à diminuer les bons effets des Eaux minérales, mais encore qu'elle peut aggraver certaines affections, notamment celles de l'estomac et des intestins. Il n'est donc pas indifférent de s'assurer de la provenance de l'eau que l'on boit, s'il est vrai qu'à Vichy plus qu'ailleurs, l'on doive s'attacher à faciliter l'exercice de la digestion. D'ailleurs les malades auront toujours la ressource de faire usage à leurs repas des Eaux minérales de table, qui, en général, ne porteront aucun obstacle à leur traitement. Les Eaux naturelles de Seltz, de Condillac, de Chateldon, etc., sont tenues à la disposition du public par l'Etablissement thermal.

J'ai peu de choses à dire au sujet des vins : ceux qui sont très-alcoolisés, comme le Bour-

gogne, le Champagne, etc., doivent être évités
avec soin. C'est le Bordeaux qui doit être
préféré ; mais le vin du Beaujolais, que l'on
sert sur presque toutes les tables de Vichy est
un petit vin léger et agréable qui convient
aussi parfaitement aux malades.

Autrefois, les médecins de Vichy proscri-
vaient l'usage du vin. Son acidité était à leurs
yeux un antagonisme avec l'alcalinité des Eaux
minérales. Pour la même raison, les fruits
étaient sévèrement défendus. La chimie moderne a démontré que cette prohibition était
basée sur un fait complètement faux : aussi
a-t-elle été levée. On supposait, en effet, que les
acides malique, tartrique, acétique, etc., se
trouvant dans le sang en contact avec le bicarbonate sodique des Eaux de Vichy, le dé-
composait, pour former des malates, tartrates,
etc., et qu'ainsi se trouvait détruit le principe
dominant des Eaux. Il est prouvé aujourd'hui
que les acides du vin et ceux contenus dans
les fruits, se transforment dans l'économie animale en carbonates alcalins, et que loin de

contrarier la réaction chimique des Eaux, ils ne font que la favoriser. Il est une considération qui prime celle-là, c'est la manière d'être de l'estomac de chacun, vis-à-vis des fruits. S'ils ne sont pas bien digérés, s'ils produisent des rapports acides, des phénomènes gastralgiques, il faut éviter d'en manger : c'est la seule règle à suivre. De même certaines personnes seront obligées de s'abstenir de vin.

2° *Règles hygiéniques relatives à la nature de la maladie.* J'ai dit, d'une manière générale, que la digestion et les fonctions de la peau doivent être autant que possible favorisées chez les malades qui fréquentent Vichy. Mais chacun d'eux devra assurer ces indications par des moyens appropriés à l'affection dont il est atteint, et aura même, sous le rapport du régime, des indications nouvelles à remplir. Ainsi le diabétique, tout en cherchant à entretenir les fonctions de la peau, devra, pour lutter contre la déperdition des forces, se livrer à un exercice beaucoup plus actif que le

17

goutteux, et faire usage de vêtements particuliers. De son côté, le goutteux, tout en
devant songer à user d'aliments facilement
digestibles, sera, par la nature même de sa
maladie, obligé d'insister sur une catégorie
d'aliments que le diabétique ne pourra se permettre. Il faut donc, pour être complet, que
je passe en revue les différentes maladies traitées habituellement à Vichy et que j'indique
les prescriptions hygiéniques qui conviennent
à chacune d'elles.

Maladies du foie. L'abus des matières
grasses et des excitants a été signalé comme
de nature à provoquer le développement des
maladies du foie. Les matières grasses agissent-elles en influant sur la composition de la
bile et en favorisant la formation des calculs
biliaires? C'est ce que quelques auteurs ont
pensé. Mais il est une autre considération qui
doit faire proscrire l'usage des aliments de
cette nature ; c'est qu'ils sont d'une digestion
difficile et que les personnes atteintes d'affec-

tions du foie éprouvent généralement des troubles digestifs divers.

Quand à la défense des excitants, aliments épicés, alcools, café, etc., elle a sa raison d'être dans la légère inflammation de l'estomac et de l'intestin, consécutive à l'altération de la bile. D'ailleurs le foie lui-même qui, par l'entremise de la veine-porte, reçoit presque directement les principes qui par les veines de l'estomac ont été lancés dans la circulation, le foie, dis-je, pourrait, étant déjà en souffrance, être fâcheusement influencé par une alimentation excitante.

Ces réserves faites, les malades n'auront, sous le rapport du régime, aucune règle spéciale à suivre, en dehors des prescriptions générales déjà formulées.

Mais ils doivent porter la plus scrupuleuse attention à se garer des vicissitudes atmosphériques. Le passage du chaud au froid, et surtout au froid humide, est très-nuisible aux personnes atteintes d'engorgements viscéraux. En effet, la chaleur extérieure établit sur la

peau une sorte de révulsion, en activant sa
circulation et augmentant ses sécrétions ; mais
si la chaleur cesse tout d'un coup et est remplacée par le froid qui a une influence directement opposée, les organes internes ont une
tendance nouvelle à s'engorger. En outre, le
refroidissement ressenti par tout le tégument
externe est de nature à tarir momentanément
les sécrétions, et c'est là un danger de plus.

Pour tous ces motifs, l'exercice est très-
salutaire aux personnes atteintes d'hépatite,
de congestion, d'engorgement du foie, etc.;
mais à la condition qu'il soit modéré et que
les malades, au moyen de vêtements de flanelle,
se mettent à l'abri des conséquences graves
que peuvent avoir pour eux les refroidissements. Qu'ils craignent l'humidité du soir,
surtout sur les bords de l'Allier, et qu'ils s'en
garantissent en se couvrant convenablement.

Ces observations sont entièrement applicables aux malades atteints d'hypertrophie de
la rate. Sous le rapport du régime, je n'ai
rien de spécial à leur conseiller. Toute les ali-

mentations leur conviennent, si leur digestion se fait bien.

Dyspepsie. C'est surtout quand la digestion est profondément troublée, comme dans la dyspepsie, qu'il importe de la faciliter par un bon régime ; mais l'estomac des dyspeptiques est si bizarre, qu'il faudra, avant tout, les interroger sur leurs répugnances personnelles. « Il est important de savoir d'eux, dit Chomel, quels aliments leur passent mieux ; les substances végétales, les légumes, les fruits, les plats sucrés, ou bien les substances animales, le bœuf, le poisson ; les viandes blanches ou noires, la volaille, simplement bouillies, rôties ou grillées, ou relevées au contraire par des assaisonnements ; quel mode de préparation est mieux accueilli par l'estomac, dans quelle proportion ils peuvent les prendre sans être incommodés, quelles boissons leur conviennent le plus : l'eau pure, l'eau rougie, la bière, le cidre, les vins purs, acidulés ou alcooliques, le lait, les liqueurs spiritueuses. Un homme

qui s'observe doit savoir tout cela, et le médecin, consulté pour la première fois surtout, ne
peut l'apprendre que par lui. L'influence des
causes morales doit être aussi appréciée. »

En somme, deux choses sont à considérer :
la quantité de l'alimentation et sa nature. Certains dyspeptiques doivent leur affection aux
excès de régime qu'ils ont commis. Ceux-là
doivent se restreindre et revenir graduellement
à une alimentation modérée. Il en est au contraire qui, retenus par le malaise qu'ils éprouvent, ne mangent pas assez, et devenant plus
anémiques, entretiennent ainsi la dyspepsie à
leur insu. Ceux-ci augmenteront au contraire
leur régime.

Tous doivent éviter les aliments gras, qui
sont d'une digestion difficile. Les féculents
sont contraires aux malades atteints de dyspepsie flatulente. Autant que possible les substances alimentaires seront bien divisées, soit
par la mastication, soit par le mode de préparation culinaire si les dyspeptiques ont de
mauvaises dents.

Certaines personnes ne peuvent supporter aucun aliment solide : le lait et le bouillon sont leur unique ressource. J'ai soigné dernièrement une dame, qui à l'époque de son arrivée à Vichy, n'avait depuis trois mois pris d'autre nourriture. En peu de temps le traitement minéral l'a mise à même de manger de tout impunément. Dans les cas de cette espèce, il faut attendre l'effet des Eaux, et surtout procéder graduellement pour ne pas fatiguer l'estomac.

Les dyspeptiques doivent régler avec soin les intervalles des repas ; mais s'ils ne mangent que peu à la fois, ils peuvent intercaler entre le déjeûner et le dîner des repas supplémentaires. Ceux dont la digestion est ordinairement favorisée par la pepsine, continueront sans inconvénients l'usage de cette substance pendant la cure.

La dyspepsie est une des maladies qui réclament impérieusement un exercice assidu : Chomel disait à ses malades qu'il fallait digérer avec les jambes autant qu'avec l'estomac.

Gastralgie. L'estomac des gastralgiques, plus encore que celui des dyspeptiques, est impressionnable à l'action de certains aliments. Il en est, il est vrai, qui font disparaître en mangeant leurs douleurs névralgiques ; mais chez le plus grand nombre ces douleurs s'exaspèrent dans les mêmes circonstances, surtout sous l'influence de certains mets. Ceux-là ne doivent prendre d'abord que les boissons et les aliments qu'ils peuvent supporter, et ce n'est que graduellement que leur régime sera plus substantiel. Les sujets profondément débilités, dont l'estomac ne peut presque rien supporter, feront bien d'essayer les bouillons froids, le jus de viande ; puis, le traitement thermal aidant, ils arriveront aux viandes grillées. Je dirai, du reste, des gastralgiques ce que j'ai dit des dyspeptiques : c'est à eux, en s'observant avec attention, à voir quelles sont les substances alimentaires qui leur réussissent le mieux.

Gastrite chronique. Voici encore une maladie dans laquelle l'estomac, non plus par suite d'une altération du système nerveux ou par un vice de la digestion, mais par une inflammation de la membrane muqueuse, a des susceptibilités inouies. Il faut donc faire un choix minutieux des aliments. On conseillera, ainsi que le veut Valleix, les bouillons légers ou concentrés, selon les susceptibilités de l'estomac, la viande rôtie froide en petite quantité, surtout quand les sécrétions gastriques sont très-acides. Des malades digèrent bien les viandes salées et fumées : les viandes grasses, les sauces, les légumes sont généralement mal supportés et nuisibles. Le lait réussit souvent, surtout lorsqu'il est coupé avec de l'eau de chaux. Les alcooliques, qui agissent comme caustiques sur la muqueuse stomacale irritée, doivent être sévèrement proscrits.

Les vêtements chauds et l'usage de la flanelle sont recommandés, principalement lorsque la maladie paraît s'être développée sous l'influence du froid ou d'une perturbation des sécrétions.

Entérite chronique. Les observations précédentes sont entièrement applicables à l'entérite. Quelquefois, malgré toutes les précautions, la diarrhée paraît s'éterniser et être
entretenue par l'alimentation elle-même. Dans
ce cas, la viande crue a été préconisée par
Weisse, Andrieu, Trousseau, Bouchut, etc.
On prend du maigre de bœuf ou de mouton,
on le coupe en petits morceaux, on le pile et
on le réduit en pulpe. On peut alors le mélanger à des confitures de groseilles ou à du
sucre : ainsi préparée, cette viande crue n'a
rien de repoussant. On a obtenu de ce genre
d'alimentation, continué pendant quelque
temps, les meilleurs résultats. C'est là un
moyen hygiénique qui peut servir d'auxiliaire
au traitement minéral ; mais il n'y a aucun
inconvénient à avoir recours également à
quelques moyens médicamenteux, comme le
sous-nitrate de Bismuth, le sirop de coings,
etc.

Maladies de la matrice. Elles s'accompagnent presque toujours de troubles de la digestion et de souffrances stomacales. Il en résulte que le régime des malades doit être très-sévère. Je ne reviendrai pas ici sur les conseils que j'ai donné aux dyspeptiques et aux gastralgiques. J'ajouterai seulement que l'alimentation doit, dans le cas qui nous occupe, être légère et un peu tonique. Les aliments froids et les boissons froides doivent être préférés; les excitants, les alcooliques, sévèrement défendus.

J'ai posé en principe que tous les malades qui fréquentent Vichy doivent prendre de l'exercice, et j'en ai dit la raison. Mais parmi les femmes atteintes de maladies de matrice, il en est auxquelles un repos absolu fait le plus grand bien, et qui se trouvent très-mal au contraire de la moindre promenade à pied. Aux Eaux minérales, surtout au début du traitement, ces personnes ne devront pas marcher : elles se feront transporter à la source et au bain. Cependant elles pourront retirer des avantages marqués de petites promenades en voitures, en ayant soin de faire mettre les chevaux au pas pour éviter les cahots.

D'autres, au contraire, ainsi que Lisfranc le fait observer, se trouvent très-mal d'un repos prolongé. A celles-ci, il faut permettre un assez grand exercice. C'est au médecin à reconnaître la conduite à tenir dans chaque cas.

Cystite chronique. L'indication principale, concernant le régime, est d'éviter toutes les substances qui ont une influence excitante sur les voies urinaires. Il faut que l'alimentation ne soit pas trop azotée, parce que l'acide urique serait sécrété en quantité exagérée. En général, le régime végétal doit être préféré, mais il y a encore un choix à faire : les fruits crûs, et, d'une manière générale, les acides ne conviennent pas. Les épices, les condiments, les assaisonnements trop forts sont absolument contraires, surtout la moutarde qui exerce une action très-excitante sur la vessie. La salade et l'oseille sont également prohibées.

Les liqueurs et le vin sont absolument contraires : tout au plus peut-on permettre aux
malades l'eau rougie, bien que quelques-uns
d'entre eux présentent, lorsqu'ils en boivent,
des phénomènes dysuriques très-marqués. Ils
doivent tous se garer, avec le plus grand soin,
de l'humidité. Leurs vêtements seront toujours bien séchés avant d'être revêtus. Ils
porteront de la flanelle sur la peau, gilet et
caleçons, pour favoriser la transpiration. Enfin,
ils prendront beaucoup d'exercice, autant pour
favoriser la sécrétion de la peau que pour
éviter la stagnation des liquides dans la vessie.

Goutte. Les goutteux se recrutent en général parmi les personnes qui se livrent à la
bonne chère, qui boivent des vins capiteux,
qui ne prennent que peu d'exercice et qui
travaillent beaucoup de tête. Les conditions
opposées sont donc celles qui leur conviennent
le plus quand la maladie est déclarée.

Lorsque j'ai parlé de l'étiologie et de la
pathogénie de la goutte, j'ai expliqué comment

les aliments azotés ont une grande part à la production de l'acide urique. Le goutteux devra donc adopter un régime plutôt végétal qu'animal, mais sans rien exagérer, car il tomberait dans la goutte atonique.

Il doit choisir avec soin ses boissons; mais ici il y a, ainsi que le fait remarquer M. Charcot, une distinction importante à faire. Il semble au premier abord que plus un liquide est chargé d'alcool, plus il doit prédisposer à la goutte : l'expérience prouve qu'il n'en est pas ainsi. Dans tous les pays où les populations font un usage considérable de spiritueux (rhum, eau-de-vie, wiskey, genièvre, etc.), en Suède, en Danemark, en Russie, en Pologne, en Ecosse et en Irlande, la goutte est excessivement rare parmi les classes inférieures. Dans ceux au contraire où l'on fait usage de boissons fermentées (bière, stout, porter, cidre, etc.) comme aux Etats-Unis, en Angleterre, elle est très-commune parmi la population ouvrière. La conséquence hygiénique est aisée à tirer.

Au contraire, les vins les plus capiteux (Porto, Xérès, Madère, Marsala), qui contiennent 17 à 20 pour cent d'alcool, sont les plus nuisibles ; tandis que les vins légers (Rhin, Moselle, Bordeaux et Champagne) ne paraissent pas avoir d'influence pernicieuse. Il faut en excepter le Bourgogne, qui cependant n'est guère plus alcoolisé que les précédents. « L'Hermitage rouge et le Bourgogne, ce dernier surtout dit Scudamore, renferment la goutte dans chaque verre. »

Le goutteux doit être très-actif ; l'exercice qui favorise les combustions, qui augmente les sécrétions, qui active la digestion, la respiration et la circulation, lui est nécessaire plus qu'à tout autre, à lui dont l'organisme est encombré d'un produit d'oxidation incomplète qui gêne toutes ses fonctions. L'exercice à pied doit être préféré, et, dans la crainte des refroidissements, les malades doivent avoir la précaution de porter de la flanelle sur la peau. Ils doivent surtout se tenir constamment à l'abri du froid humide, et avoir constamment les pieds chauds.

Lorsqu'ils ne pourront marcher qu'avec une grande difficulté, les promenades en voiture leur seront encore très-salutaires.

Surtout aux Eaux minérales, qu'ils évitent le travail intellectuel. La distraction fait partie de la médication thermale et y joue un rôle plus important qu'on ne se l'imagine généralement. C'est une des raisons pour lesquelles les Eaux transportées n'ont pas autant d'efficacité que l'Eau bue à la source. Chez soi, chacun a ses occupations, ses tracas auxquels il ne peut se soustraire. Aux Eaux, on n'a qu'une seule occupation, se guérir, ou du moins se traiter. On y dépense du temps et de l'argent : aussi reconnaît-on la nécessité de suivre, au moins là, les conseils de la médecine et de l'hygiène. Mais hélas ! plus tard on retrouve ses occupations, sa table et ses habitudes.... Voilà pourquoi chaque année les goutteux éprouvent le besoin de venir se *retremper* à Vichy.

Gravelle. Les graveleux doivent s'astreindre à peu près au même régime que les goutteux.

« Chez beaucoup de malades, dit le docteur Jozan, la gravelle est entretenue surtout par des excès de table. C'est donc vers la réglementation des repas que devra surtout porter le régime hygiénique. Ne pas trop manger à la fois et éviter les aliments succulents, en un mot, tracer au malade la quantité et la qualité de sa nourriture ; ramener insensiblement l'alimentation dans des limites qui soient en rapport avec l'énergie des organes digestifs, voilà le premier soin.

En ce qui concerne les boissons, engager les malades à boire beaucoup pour délayer l'urine, et à choisir les boissons aqueuses qui leur plaisent davantage ; les boissons alcooliques, les liqueurs doivent être absolument proscrites. L'eau rougie, la bière légère sont les boissons les plus convenables à prendre en mangeant. Les bières fortes, l'ale, le porter, sont défendus au même titre que le vin pur ou les spiritueux (1).

Les fruits, les salaisons, les sauces épicées, les ragoûts, les acides devront être bannis de l'alimentation. Les viandes noires, le gibier, la chair des gros poissons favorisent la formation des sables. Parmi les aliments végétaux, la salade (à cause du vinaigre), l'oseille, les tomates, sont à peu près les seuls qui soient nuisibles. Les autres légumes, au contraire, mêlés en proportion convenable avec la viande, constituent le meilleur mode de nourriture des personnes sujettes à la gravelle. Les farineux sont aussi recommandés.

Albuminurie. Dans cette affection, le sang fait constamment des pertes en albumine : c'est pour les malades une cause d'affaiblissement. Il faut donc les soutenir par un régime substantiel, analeptique. Les viandes rôties,

(1) Le café noir et le thé, qui, suivant quelques auteurs, favorisent la production de la gravelle, seront aussi évités.

le vin pur sont formellement indiqués. On pourra au besoin provoquer l'appétit et faciliter la digestion par les Eaux minérales de table.

On sait quel rôle joue la suppression des fonctions cutanées dans cette maladie : il faut tout faire pour les rappeler ou les augmenter. Si l'exercice ne suffit pas, les bains de vapeur, les bains de gaz acide carbonique, rendront souvent de grands services.

Diabète. J'emprunte à M. le Professeur Jaccoud ce qui a trait à l'hygiène des diabétiques.

« Le traitement du diabète, dit-il, repose essentiellement sur l'hygiène et le régime. Déjà Rollo avait indiqué l'alimentation purement animale comme le meilleur moyen à opposer à la maladie; mais c'est notre savant hygiéniste, le professeur Bouchardat, qui a donné les règles méthodiques et complètes de cette médication. Il avait d'abord attaché une importance exclusive à la suppression des féculents ; plus tard il a reconnu que ce précepte absolu devait être quelque peu modifié et, introduisant dans le traitement l'usage des exercices corporels, il a formulé une méthode dont les principes servent de guide aux médecins de tous les pays. Mais cette méthode suppose que le malade en est encore à ce moment où la glycosurie est dépendante de l'alimentation féculente. Pour juger exactement la situation, et pour apprécier avec la rigueur nécessaire l'influence produite sur le malade par les modifications de son régime, il est indispensable de doser très-fréquemment le sucre de l'urine ; sinon on procède à l'aveugle, on ne sait pas ce qu'on fait.

« Au début, la suppression des féculents doit être complète ; il faut tenter par cette modification brusque et profonde de faire disparaître la glycosurie ; ce régime exclusif doit être continué jusqu'à ce qu'on obtienne ce résultat, ou bien jusqu'à ce qu'après une diminution progressive de la perte en sucre, on arrive à un chiffre qui ne varie plus. Cette

fixité indique clairement que le changement
de régime a produit tout ce qu'il peut donner.
Durant cette période, l'alimentation est composée de viandes rôties, d'œufs, de bouillon en
petite quantité, de végétaux herbacés ; le pain
est remplacé par du pain de gluten, ou du
pain de son qu'il faut avoir soin d'essayer avec
l'iode, pour s'assurer de l'absence d'amidon ;
en Angleterre, on emploie fréquemment les gâ-
teaux d'amandes de Pavy, qui, dit-on, sont
plus agréables aux malades que le pain de gluten. La boisson la plus convenable est le vieux
vin rouge de Bourgogne, que l'on peut couper,
si besoin est, soit avec de la macération de
quinquina, soit avec de l'Eau de Vichy ; les
vins blancs, le vin de Champagne, l'eau de
Seltz artificielle doivent être sévèrement proscrits ; il en est de même du cidre et des bières
fortes ; mais la bière amère, notamment
celle qui est connue en Angleterre sous le
nom de *Burton bitter ale*, peut-être tolérée
en petite quantité. Il va sans dire que les aliments contenant du sucre seront aussi rigou-

reusement défendus que les féculents ; on
renoncera donc aux fruits frais ou conservés,
aux pâtisseries, aux liqueurs douces, etc.

« Lorsque ce régime exclusif a amené la
cessation ou la diminution stationnaire de la
glycosurie, on le maintient encore pendant
quelque temps dans toute sa sévérité ; mais
il faut dès lors se proposer pour but de faire
prendre aux malades quelques féculents,
sans augmentation parallèle de la perte en
glycose. C'est à ce moment que se place l'indication de ce que M. Bouchardat appelle
l'entraînement ; le diabètique doit se livrer
tous les jours à quelque exercice corporel
adapté à sa force et à ses habitudes antérieures,
l'exercice du gymnase est à la fois le plus
commode et le plus utile ; si l'on ne peut
y recourir, on aura toujours la ressource de la
marche prolongée jusqu'à la sudation ; après
l'exercice, des frictions, des massages seront
pratiqués, et toutes les précautions seront
prises pour éviter le refroidissement. Appli-
quée à des malades dont la glycosurie a cessé

sous l'influence du régime, cette méthode
leur permet souvent d'utiliser les féculents,
c'est-à-dire de revenir à une alimentation
mixte sans reproduction de la glycosurie ;
les faits cités par M. Bouchardat sont à cet
égard on ne peut plus probants ; des guérisons
durables, par conséquent réelles, ont été ainsi
obtenues. Mais ces succès sont rares ; le plus
souvent on n'aura avec le régime animal et l'entraînement qu'une amélioration temporaire
de la glycosurie, et cela pour la raison que
la maladie aura dépassé sa première étape et
qu'elle résultera, non d'une assimilation vi-
cieuse des féculents, mais d'une formation
glycogénique anormale aux dépens des tissus
à glycogène. Cette distinction fondamentale,
que nous imposent les faits nouveaux acquis
à l'histoire du diabète, a été un peu perdue
de vue par les médecins qui ont fondé le traitement hygiénique du diabète ; c'est pour cela
que je crois devoir y insister. D'un autre côté,
pour juger sans chance d'erreur la situation
d'un diabétique soumis à l'entraînement, il

conviendra dorénavant d'examiner la sueur ;
c'est alors seulement qu'on peut être certain
que le malade ne perd plus de sucre ; sans
cette précaution, on est exposé à regarder
comme supprimée une glycosurie qui a été
simplement déviée par l'appel énergique fait
aux fonctions de la peau. »

Si le traitement hygiénique peut à lui seul
donner des résultats aussi concluants, on voit
combien il importe que les diabétiques s'y
soumettent pendant la saison thermale ; c'est
le seul moyen d'arriver aussi près que possible
de la guérison. Qu'ils prennent donc beaucoup
d'exercice et qu'ils s'abstiennent le plus possible de féculents. Ceux qui ont une grande
répugnance pour le pain de gluten le rem-
placeront par des échaudés ou de la croûte de
pain bien cuite. Les viandes (à l'exception
des foies), les poissons, les coquillages, la char-
cuterie sont en général permis. Parmi les
légumes, tous les farineux sont nuisibles :
mais on pourra manger des épinards, des artichauts, des choux, des choux-fleurs, des

choux de Bruxelles, et toutes les salades vertes : laitue, pissenlit, chicorée, escarolle, cresson, scorzonère, etc.

Enfin, je répéterai aux diabétiques ce que leur dit M. Bouchardat : « Vivez en paix et en joie, avec des habitudes toujours régulières et bien réglées. »

Que leur importe en effet d'uriner du sucre, si par le régime et par l'usage rationnel des Eaux minérales de Vichy, ils arrivent, en évitant toute souffrance, à un âge aussi avancé que si leur organisme fonctionnait normalement ?

Chloro-anémie. Les conditions hygiéniques que les chlorotiques et les anémiques doivent rechercher à Vichy, ne diffèrent pas sensible-ment de celles qui conviennent aux autres malades. C'est qu'ici encore les fonctions de la peau et la digestion sont profondément troublées. Il faut donc aux chlorotiques et aux anémiques un certain exercice et une certaine alimentation.

18

En général, les longues promenades à pied sont trop fatigantes pour eux, car les palpitations de cœur, les essouflements auxquels ils sont sujets seraient augmentés par un exercice aussi actif. Les promenades en voiture leur sont au contraire très-profitables.

Leur régime doit-être fortifiant, mais non excitant, composé principalement de viandes rôties et d'un peu de vin généreux. Les analeptiques, comme le chocolat ferrugineux, leur conviennent parfaitement. Les amers leur sont aussi très-profitables et leur sont permis, même pendant le traitement de Vichy.

Enfin, après la saison thermale, les bains de mer, par leurs propriétés toniques reconstituantes, compléteront la cure.

TROISIÈME PARTIE

LA MÉDICATION THERMALE.

—

Sources, Bains, Douches, Eaux transportées, Sels, Pastilles, Gaz acide carbonique.

~~~~~

LES SOURCES DE VICHY (1)

———

Elles sont au nombre de dix, savoir : sept naturelles, la Grande-Grille, le Puits-Chomel, le Puits-Carré, l'Hôpital, la source Lucas, la nouvelle et l'ancienne source des Célestins ; et trois artificielles : Mesdames, la source du Parc et le Puits-Lardy.

La composition de ces diverses sources est indiquée dans le tableau suivant, emprunté à un chimiste habile, M. Bouquet.

(1) Je ne parlerai ici que des sources situées à Vichy même.

TABLEAU comprenant les proportions des principes salins
contenus dans un litre d'Eau de Vichy.

PRINCIPES MINÉRALISATEURS	GRANDE-GRILLE	PUITS CHOMEL	PUITS CARRÉ	LUCAS	HOPITAL	CÉLESTINS	NOUVELLE SOURCE DES CÉLESTINS	PARC	LARDY	PUITS DE MESDAMES
Acide carbonique libre.	0.908	0.768	0.876	1.751	1.067	1.049	1.299	1.555	1.750	1.908
Bicarbonate de soude..	4.883	5.091	4.893	5.004	5.029	5.193	4.101	4.857	4.910	4.016
» de potasse........	0.352	0.371	0.378	0.282	0.440	0.345	0.231	0.292	0.527	0.189
» de magnésie......	0.303	0.338	0.335	0.275	0.200	0.328	0.554	0.213	0.238	0.425
» de strontiane.....	0.303	0.003	0.003	0.005	0.005	0.005	0.005	0.005	0.005	0.003
» de chaux	0.434	0.427	0.421	0.545	0.570	0.462	0.609	9.614	0.710	0.604
» de protoxide de fer	0.004	0.004	0.004	0.004	0.004	0.004	0.044	0.004	0.028	0.026
» de prot. de mang.	traces	traces	traces	traces	traces	traces	traces	traces	traces	traces
Sulfate de soude.......	0.291	0.291	0.291	0.291	0.291	0.291	0.314	0.314	0.314	0.250
Phosphate de soude....	0 130	0.070	0.228	0.070	0.046	0.091	traces	0.140	0.081	traces
Arséniate de soude....	0.002	0.002	0.602	0.002	0.002	0.002	0.003	0.002	0.003	0.003
Borate de soude......	traces	traces	traces	traces	traces	traces	traces	traces	traces	traces
Chlorure de sodium....	0.534	9.534	0.534	0.518	0.518	0.534	0.550	0.550	0.534	0.355
Silice..........	0.070	0.070	0.068	0.050	0.050	0.050	0.060	0.055	0.064	0.032
Matière organ. bitum..	traces	traces	traces	traces	traces	traces	traces	traces	traces	traces
Totaux.........	7.914	7.959	7.833	8.797	8.222	8.244	7.865	8.601	9.165	7.811

Ce qui frappe à première vue dans le tableau précédent, c'est la grande analogie, pour ne pas dire la similitude de composition, qui existe entre les sources, sauf pour un seul principe, le fer, qui est sensiblement plus abondant aux nouveaux Célestins, à Lardy et à Mesdames. Comment se fait-il que malgré cette identité apparente que révèle l'analyse, elles possèdent cependant des propriétés distinctes consacrées par l'expérience ?

Il y a deux raisons à en donner : La première est que la chimie est probablement impuissante à saisir tous les principes renfermés dans les Eaux minérales ; la deuxième est tirée des différences de température que présentent les sources.

I

SOURCES NATURELLES

GRANDE-GRILLE.

Température 42° centigrades.

Cette source est placée à l'angle nord-est
de l'Etablissement thermal. Son nom lui vient
de ce qu'autrefois elle était abritée sous un
pavillon soutenu par des colonnes et protégé
par une grille de fer. Son débit est d'environ
170,000 litres par 24 heures. Son action spéciale paraît s'exercer sur le foie ; aussi est-elle
presque exclusivement, et avec succès, employée à combattre les maladies de cet organe.
Cette vertu bien reconnue attire là, de toutes
les parties du monde, la collection la plus
étrange, j'ajouterai même la plus curieuse de
teints jaunes et bilieux. C'est vainement que
l'on chercherait ailleurs une pareille réunion
de jaunisses à tous les degrés.

L'Eau de la Grande-Grille est en général très-bien supportée. Sa température chaude contribue à la faire digérer aisément, et chose remarquable, on la boit sans aucune répugnance, ce qui tient sans doute à sa saveur spéciale et aux gaz qu'elle contient. Elle se prend par demi-verres et par verres comme les autres sources.

Son usage longtemps continué produit en général de la constipation. Il suffit, pour obvier à cet inconvénient, de prendre une légère dose d'un sel purgatif (soit 15 grammes de sulfate de soude ou de magnésie) dans le premier verre d'eau minérale, et de renouveler cette pratique de temps en temps.

PUITS-CHOMEL.
Température 44° centigrades.

On raconte qu'en 1775, tandis que Louis Chomel, médecin du roi et intendant des Eaux, se trouvait à Vichy, un des ouvriers qui travaillaient à l'Etablissement thermal souleva une pierre d'un coup de pioche et fit jaillir

une source d'eau minérale. Chomel s'empressa
de lui donner son nom.

C'est la source la plus chaude et la moins
excitante de Vichy. Cette dernière propriété
la rend précieuse pour les malades très-impressionnables : de plus elle est facile à digérer. C'est ce qui fait que certaines personnes
qui ne peuvent, au début du traitement, supporter la source qui leur est spéciale, vont
boire quelque temps au Puits-Chomel ; de là
elles vont à la Grande-Grille et arrivent enfin
à pouvoir tolérer l'eau de l'Hôpital, celle des
Célestins, etc.

Bien que les analyses publiées ne signalent
pas la présence d'éléments sulfureux dans la
source Chomel, il est certain qu'elle renferme
une proportion, très-appréciable à l'odorat,
d'hydrogène sulfuré. Aussi a-t-on conseillé
l'usage de la source Chomel dans les affections
des voies respiratoires, dans les bronchites
chroniques, les asthmes nerveux et même la
phthisie pulmonaire. « Les Anglais qui sont
sujets à la maladie de consomption, dit Cho-

mel, boivent ces eaux avec plaisir ; je les ai souvent vu les mélanger avec du thé ou avec du lait, et se pencher sur ces eaux pour en respirer les parties volatiles. »

Il est possible que les phthisiques éprouvent un léger soulagement de l'usage de cette source, mais peut-on raisonnablement en espérer davantage ? Dans tous les cas, il n'y a aucun inconvénient, il y a même avantage, à recommander le Puits-Chomel aux malades atteints accidentellement de bronchite ou menacés de tuberculisation.

La source Chomel se prend en général par demi-verres. Pour masquer la saveur de l'eau et aussi pour aider son action supposée sur les voies respiratoires, on la mélange soit avec du lait, soit avec quelque sirop balsamique, comme le sirop de tolu.

PUITS-CARRÉ.

Température 44° 5 centigrades.

Cette source, qui s'appelait autrefois la fontaine des Capucins, est la plus abondante de celles de Vichy. Elle fournit environ 200,000 litres par jour. Elle est située dans la galerie nord de l'Etablissement, tout à côté du Puits-Chomel. Tandis qu'autrefois elle était très-usitée en boisson, depuis 1778 elle sert exclusivement aux bains. Je n'ai donc pas à m'en occuper spécialement ici.

HOPITAL
Température 33° centigrades.

La fontaine de l'Hôpital est située non loin du Casino, sur la place Rosalie. Elle débite environ 60,000 litres d'eau par 24 heures, et sert à alimenter un petit établissement de bains et une piscine.

Cette eau contient une matière organique verte particulière qui y a été signalée depuis longtemps, et doit contribuer à lui donner les propriétés qu'elle possède. C'est une des moins excitantes de Vichy ; elle tient le milieu sous ce rapport entre le Puits-Chomel et la Grande-Grille ; mais c'est aussi la plus lourde et certains estomacs ne peuvent la supporter. Les malades se plaignent souvent qu'elle leur fatigue l'estomac : ils sont obligés alors de ne la prendre que par cuillerées ou même d'y renoncer momentanément, pour commencer leur traitement au Puits-Chomel.

La source de l'Hôpital donne fréquemment la diarrhée ; c'est un effet que l'on attribue à la matière organique qu'elle contient.

Son action spéciale parait s'exercer sur les voies digestives ; aussi un grand nombre des malades qui fréquentent la station de Vichy sont-ils appelés à visiter la fontaine Rosalie. Je citerai surtout ceux qui sont atteints de dyspepsie, de gastralgie, de gastrite, d'entérite chronique, de diarrhée et même de cachexie paludéenne.

SOURCE DES CÉLESTINS
Ancienne ou de la Rotonde.
Température 15° 5 centigrades.

Par sa composition chimique, cette source se rapproche beaucoup de celle de l'Hôpital, et cependant ses propriétés médicales ne sont

pas les mêmes. Il est vrai que l'eau des Célestins est froide, tandis que celle de l'Hôpital
est chaude ; mais là certainement n'est pas la
seule cause de ces différences.

La source des Célestins est située devant
l'ancien couvent dont elle porte le nom, non
loin du pont de Vichy. Son rendement est très-
minime, comparé à celui des autres sources.
En 1820, il était de 500 litres ; en 1843, il
était tombé à 350 litres, et depuis, malgré
les travaux entrepris, il est encore descendu
jusqu'à 150 litres par 24 heures. Dans les
grandes chaleurs, il arrive même qu'elle se
tarit momentanément ; malheur réparable,
grâce à la proximité de la nouvelle source
qui n'a pas les mêmes *caprices.*

C'est aux Célestins que boivent en général
les goutteux, les calculeux, les diabétiques, les
albuminuriques, les personnes atteintes de
catarrhe vésical. Cette source est celle dont
il faut user avec le plus de modération, et c'est
pourtant celle dont on a le plus abusé. Son
action paraît se porter spécialement sur le

cerveau et sur la vessie. Elle produit souvent de la céphalalgie, des étourdissements, des troubles de la vue. Les personnes d'un tempérament très-sanguin et celles sujettes aux congestions cérébrales, sont plus exposées que les autres aux accidents cérébraux ; celles qui ont eu ou ont actuellement une affection inflammatoire des voies urinaires doivent en craindre le retour ou l'augmentation. Dans ces deux cas, il faudra donc être très-circonspect.

NOUVELLE SOURCE DES CÉLESTINS.

Température 14º centigrades.

Elle est située à côté de la précédente et a été découverte en 1858, à la suite de travaux entrepris sous la direction de la Compagnie fermière. Elle fournit 7,000 litres d'eau par 24 heures, et jaillit au fond d'une grotte artificielle qui est un petit chef-d'œuvre. Cette source est la plus riche en fer, et une de celles qui contiennent le moins de bicarbonate de soude. Elle convient à peu près aux mêmes

19

maladies que l'ancienne. De plus, sa nature
ferrugineuse la rend essentiellement propre à
combattre l'anémie et la chlorose : mais,
comme elle est aussi très-excitante, son action
sera attentivement surveillée.

SOURCE LUCAS.

Température 29° centigrades.

Je ne fais que mentionner cette source parce
que, autrefois employée en boisson dans certaines maladies de la peau et surnommée
alors source des galeux, elle est aujourd'hui
exclusivement affectée au service des bains de
l'Etablissement thermal et de l'Hôpital militaire. Son rendement est de 86,000 litres.

II

SOURCES ARTIFICIELLES

SOURCE DU PARC.
Température 22° centigrades.

Elle est située sur l'ancien Parc, près de l'Etablissement thermal, et résulte d'un forage entrepris en 1844 par les frères Brosson, et poussé seulement jusqu'à une profondeur de 48 mètres. Dans les premiers temps, l'écoulement de la source parut se faire aux dépens du Puits-Carré, mais bientôt la quantité d'eau jaillissante diminua considérablement, en même temps que le Puits-Carré reprenait son régime habituel. Aujourd'hui le rendement de la source est évalué à 48,000 litres par 24 heures.

Elle est peu fréquentée, peut-être parce que certaines personnes éprouvent une espèce de honte mal placée à aller y boire. On l'a conseillée aux estomacs paresseux : elle convient également aux poitrines délicates, aux personnes atteintes de bronchite. Mais c'est surtout dans les affections cutanées qu'elle est prescrite, et on peut ajouter que c'est avec succès. Peut-être l'hydrogène sulfuré, qui existe en quantité appréciable à l'odorat, contribue à cet heureux résultat.

PUITS–LARDY.

Température 23° centigrades.

Ce puits, situé dans l'ancien enclos des Célestins, a été foré, il y a quelques années, sous la direction de M. Lardy. Il jaillit de 150 mètres de profondeur. L'eau présente une légère saveur d'encre qui révèle la présence du fer : c'est en effet après la nouvelle source des Célestins, la plus ferrugineuse du bassin de Vichy. Le débit est de 7000 litres par 24 heures. Il suffit pour alimenter un petit établissement de bains qui n'appartient pas à la Compagnie fermière.

Les maladies que l'on vient traiter ici ne ont pas très-nombreuses. La chloro-anémies

et le diabète doivent être cités en première
ligne : ces affections se trouvent tellement bien
de l'usage des toniques, qu'il était aisé de prévoir que l'Eau de Lardy devait agir sur elles
très-efficacement.

Cette source a aussi la réputation d'être
très-digestive, et beaucoup de personnes vont
en boire un verre après leur diner, en guise
de café; c'est l'occasion d'une promenade
charmante, et cet exercice agréable vient encore ajouter aux propriétés bienfaisantes de
l'Eau.

PUITS-MESDAMES.
Température 16° centigrades.

Le puits de Mesdames, foré par M. Brosson, est situé à environ deux kilomètres de
Vichy, sur la route de Cusset. Il a été acheté
par la Compagnie fermière, qui en a amené
les Eaux à Vichy, par un tuyau conducteur
construit de manière à ne laisser échapper aucun des gaz qui se trouvent en solution. Ce
but a été atteint au moyen d'un appareil hy-

draulique, qui, placé au dessus d'un bassin
où les Eaux du puits se déversent, comprime
fortement les gaz qui tendraient à s'échapper
et les chassent dans le tuyau de conduite.

C'est dans la galerie des sources du grand
établissement que vient s'ouvrir la fontaine de
Mesdames. Elle se distingue des autres sous
deux rapports : c'est la plus riche en acide
carbonique, et quoique moins ferrugineuse
que Lardy et que la nouvelle source des Célestins, elle renferme assez de fer pour donner
une légère saveur d'encre. Son débit est d'environ 15,000 litres par jour.

La source Mesdames est employée à peu
près dans les mêmes cas que la source Lardy.
Comme cette dernière, on l'utilise contre la
chlorose, l'anémie, les déviations de la matrice,
tenant à un affaiblissement, à une atonie marquée de l'organisme. C'est la source des femmes nerveuses ; mais comme elle ne peut-être
supportée par toutes les malades, on est heureux d'en posséder d'autres d'une valeur analogue pour la remplacer.

LES BAINS & LES DOUCHES

Les bains minéraux sont à Vichy le complément presque obligé du traitement. Dans certains cas, rares il est vrai, où l'eau ne peut-être supportée en boisson, ils deviennent l'unique ressource.

Leur composition, leur température, leur durée, doivent varier suivant les maladies et suivant les malades.

Jamais ils ne sont préparés avec de l'eau minérale pure : ce n'est pas là une question d'économie, comme quelques personnes se le figurent. En effet, tous ceux qui ont insisté pour se faire donner des bains minéraux purs ont eu à s'en repentir. Le moindre inconvénient qui en résulte pour les malades est une excitation cutanée très-vive accompagnée de démangeaisons insupportables, et quelquefois de céphalalgie et même de fièvre. C'est une preuve de la grande activité de nos Eaux.

La composition ordinaire du bain de Vichy est de moitié eau minérale et de moitié eau douce. Cependant les personnes très-nerveuses et celles sujettes aux congestions cérébrales, aux palpitations de cœur, aux étourdissements ne doivent prendre que des bains minéralisés au tiers ou au quart.

La température varie de 27 à 34 degrés. Dans des cas exceptionnels on peut même, moyennant certaines précautions, la porter jusqu'à 42° (traitement de l'albuminurie par la méthode de Liebermeistrer) : mais on doit toujours se montrer très-sobre d'une pareille pratique. Il ne faut pas oublier que les bains chauds débilitent toujours un peu : ils ne conviennent donc pas aux malades très-affaiblis.

Quant à la durée du bain, elle est ordinairement d'une heure ; mais bien des circonstances peuvent forcer à l'abréger : le médecin est le seul juge de la conduite à tenir.

Il existe à Vichy un établissement hydrothérapique ; mais, dans l'établissement thermal,

on administre, sur une large échelle, des douches d'Eau minérale. Il y en a de diverses
espèces. Ce sont :

1° Les douches à percussion, comprenant
les douches *en arrosoir* et celles *à lance* ou *à
colonne.*

2° Les douches ascendantes $\begin{cases} \text{rectales} \\ \text{vaginales.} \end{cases}$

Les douches à percussion rendent de grands
services pour combattre l'hypertrophie du foie,
de la rate, la métrite chronique, les maladies
fonctionnelles de l'estomac, enfin l'état nerveux. On commence ordinairement par les
douches en arrosoir, qui sont plus faciles à
supporter, et on termine par celles dites à
lance. Leur durée, d'abord très-courte (1 à 3
minutes), ne peut dépasser 15 minutes. Leur
température varie, suivant l'ordonnance du
médecin, de 15 à 28 degrés, suivant qu'on
veut obtenir une réaction forte ou modérée.
Pour faciliter cette réaction, on a l'habitude,
après la douche, de frictionner le malade avec
un linge bien sec. On emploie aussi les douches

écossaises, qui, alternativement chaudes et froides, produisent une réaction beaucoup plus énergique.

Les douches ascendantes rectales sont prescrites avec succès contre les engorgements chroniques du col ou du corps de la matrice ; mais elles sont aussi très-utiles dans les constipations opiniâtres, résultant d'une paresse du gros intestin. Sous leur influence, celui-ci ne tarde pas à recouvrer la tonicité qu'il avait perdue : *sublatâ causâ, tollitur effectus.*

Ces douches ont une durée de 5 à 10 minutes. Les malades s'en trouvent en général fort bien, surtout les dyspeptiques, ce qui n'est nullement étonnant, si l'on songe à la solidarité qui existe entre les fonctions de l'estomac et celles des intestins.

Les douches vaginales s'emploient spécialement dans les affections utérines chroniques. Les malades les prennent dans leur bain.

Je ne fais ici que mentionner les douches gazeuses, sur lesquelles je reviendrai à propos de la médication par le gaz acide carbonique.

LES EAUX TRANSPORTÉES.

On a tour à tour vanté et dénigré outre mesure les Eaux de Vichy transportées. Comme
d'usage, c'est entre ces deux opinions extrê-
mes que se trouve la vérité. Les Eaux transportées ne peuvent remplacer entièrement les
Eaux prises à la source, c'est un fait certain.
Mais je me hâte d'ajouter qu'elles rendent des
services immenses. Tous les malades n'ont
pas les moyens de faire des voyages à Vichy:
ceux qui y viennent passer un mois dans la
belle saison, ont presque tous un besoin urgent
de reprendre de temps en temps le traitement
minéral : je citerai surtout les diabétiques, les
goutteux, les calculeux, les personnes atteintes
de maladies du foie ou de l'estomac.

Or, il est incontestable que le médicament
qui peut le mieux remplacer l'Eau de Vichy
prise à la source, est cette même Eau trans-
portée : le raisonnement le dit, l'expérience le

prouve. Cette expédition en grand, qui se fait annuellement par millions de bouteilles, est donc un véritable bienfait pour l'humanité.

Quand le malade est de retour chez lui, doit-il faire usage de la source qui lui était recommandée à Vichy même ? C'est une question assez délicate à résoudre. M. Durand-Fardel, s'appuyant sur sa propre expérience, et sur les analyses de M. Bouquet, range ainsi, d'après leur degré d'efficacité, les eaux transportées : 1, Hauterive. 2, Célestins. 3, Mesdames et Lardy. 4, Grande Grille. Cet éminent hydrologiste est d'avis que les différences notables d'action que l'on remarque à Vichy entre les sources n'existent plus une fois qu'elles ont été transportées. Aussi pense-t-il qu'il y a plus lieu de tenir compte de leur degré de conservation que de leur provenance. C'est une opinion généralement admise aujourd'hui. Les sources froides, qui supportent mieux le transport, sont donc en général préférables aux sources chaudes. Les sources ferrugineuses laissent

déposer une légère quantité d'oxide de fer ;
mais en contiennent encore suffisamment en
dissolution pour produire par ce principe des
effets thérapeutiques marqués. La Grande-
Grille et l'Hôpital perdent peut-être par le
refroidissement quelques unes de leurs propriétés ; mais elles seront encore employées
avec beaucoup d'avantage lorsqu'il y aura
du côté du cerveau, de l'estomac ou des voies
urinaires, des phénomènes d'excitation.

Je dois, en terminant cette note, rendre jus-
tice à la manière dont la Compagnie a orga-
nisé le service de la mise en bouteilles. Les
malades peuvent voir eux-mêmes aux sources
qu'aucune précaution n'est négligée pour assurer la conservation aussi exacte que possible
de l'Eau bienfaisante.

LES SELS & LES PASTILLES DE VICHY.

~~~~~~~~

Ce n'était pas assez que d'envoyer au dehors de l'Eau de Vichy en bouteilles pour servir à l'usage interne. Il fallait, afin que toutes les ressources de la médication thermale pussent être utilisées partout, expédier aussi les bains minéraux. Le seul moyen d'y parvenir était d'extraire les sels qui entrent dans leur composition.

Cette extraction s'opère en grand dans les laboratoires de l'établissement thermal. L'Eau minérale y est concentrée sur un feu doux, dans de grands bacs en tôle, jusqu'à ce que l'aréomètre marque 34 degrés. A ce moment le feu est diminué, et la cristallisation des sels s'opère lentement : ils sont recueillis, séchés et pulvérisés.

Ces sels représentent-ils exactement l'Eau de Vichy ? Il serait téméraire de l'affirmer, car sous l'influence de la chaleur l'acide car-

bonique libre s'est évaporé, et rien ne prouve
que toutes les matières salines qui restent
comme résidu de l'évaporation fussent com-
binés exactement de la même manière antérieurement.

Ces réserves faites, on ne peut s'empêcher
de reconnaître que les sels de Vichy sont appelés à rendre de grands services dans la pra-
tique.En effet, s'ils ne représentent pas tout-à-
fait la composition de l'Eau minérale, ils s'en
rapprochent du moins *le plus qu'il est possible*. En outre, ils sont infiniment supérieurs au
bicarbonate de soude qu'on a prétendu leur
opposer; car, outre ce principe qu'ils contiennent dans sa proportion naturelle, ils renferment une grande partie des éléments existant
dans l'Eau de Vichy, entre autres, des bicar-
bonates de potasse, de chaux, de strontiane,
de magnésie, du sulfate, du phosphate, de
l'arséniate, du borate de soude, du chlorure
de sodium, etc.

En un mot, c'est une préparation qu'on ne
peut pas considérer comme irréprochable;

mais qui ne peut être mieux faite, ni être remplacée par aucune autre. Et quand les malades sont obligés, loin des sources, d'avoir recours au traitement minéral, ils doivent s'estimer bien heureux que la science ait mis à leur disposition cet *extrait de bains*, si je puis m'exprimer ainsi.

Les sels, préparés sous le contrôle de l'État, servent aussi à la confection des pastilles. On n'ignore pas que presque toutes celles du commerce, quoique désignées sous le nom de pastilles de Vichy, ne contiennent que du bi-carbonate de soude. Celles de l'Établissement thermal ont donc une supériorité marquée. Il est peu de malades qui, en quittant Vichy, n'en emportent quelques boîtes pour leur usage personnel ou pour leurs connaissances. Quand l'estomac est fatigué par un usage trop long-temps continué des Eaux transportées, ces pastilles suffisent souvent pour activer la digestion ou calmer les douleurs gastralgiques. Elles sont, en outre, indiquées toutes les fois qu'il y a lieu d'administrer les alcalins.

LE GAZ ACIDE CARBONIQUE [1]

Depuis quelques années, l'Etablissement thermal de Vichy a été doté d'une installation d'abord défectueuse, mais aujourd'hui très-suffisante, pour le dégagement et l'emploi thérapeutique du gaz acide-carbonique.

On sait que les premières applications de ce gaz à la médecine ont été faites en Allemagne, et bien qu'en France il eût déjà été employé par quelques praticiens, lorsque M. Herpin, de Metz (1855), publia une notice sur les résultats obtenus en Allemagne, c'est réellement de cette époque que l'acide carbonique obtint droit de cité parmi nous.

Vichy, par son importance et surtout par la composition de ses Eaux, très-riches en gaz, était naturellement appelé à jouir promp-

(1) On consultera avec fruit une *lettre médicale* sur la médication hydro-carbonique, publiée en 1865, par le Dr Barbier.

tement de la nouvelle ressource thérapeutique. C'est à M. Durand-Fardel que revient l'honneur d'avoir fait les premiers pas dans ce sens, En 1857, ce praticien distingué obtint une installation provisoire qui lui permit d'entreprendre quelques essais ; il les continua en 1858, et, de son côté, le docteur Willemin cita quelques faits encourageants recueillis dans sa pratique. Ces succès déterminèrent la Compagnie Fermière à perfectionner et à augmenter les appareils : aujourd'hui l'installation, qui pourrait être plus complète sous le rapport du nombre des baignoires, est cependant très-convenable et permet d'utiliser sur une assez large échelle les propriétés thérapeutiques de l'acide carbonique.

Sans doute, au point de vue des maladies traitées ordinairement à Vichy, ce gaz a des applications bornées ; mais si l'on réfléchit que notre station est visitée par près de 25,000 personnes chaque année, que le tiers peut-être de ces visiteurs n'y viennent pas pour leur propre compte, que les autres peuvent présenter des complications sur lesquelles l'acide carbonique excerce une action salutaire, qu'enfin les habitants du pays trouveront eux-mêmes l'occasion d'y avoir recours, on ne peut qu'applaudir à la création nouvelle et la regarder comme un bienfait.

Je dois, avant d'étudier les applications de ce gaz à la thérapeutique, dire deux mots de ses effets physiologiques.

« L'action physiologique des bains généraux d'acide carbonique qui attire d'abord l'attention, dit le docteur Rotureau (1), est la sensation de chaleur qu'éprouve celui qui y est plongé ; cette chaleur augmente progressivement jusqu'à ce qu'elle devienne difficile à supporter : elle se fait sentir au creux épigastrique, à la partie interne des membres et surtout des cuisses.

« Les pieds qui, pendant les dix premières minutes, participent à la chaleur générale, deviennent presque froids, le pouls reste le

(1) Dr Rotureau. *Etude sur les Eaux minérales*, 1856

même jusque là, mais la figure rougit et se couvre de gouttelettes de sueur. Les pulsations artérielles diminuent de 8 à 10 dans l'espace d'une minute et deviennent irrégulières, les pieds se réchauffent, les membres acquièrent une très-grande souplesse, et on ressent un sentiment de bien-être après un quart-d'heure ou vingt minutes de séjour dans l'appareil des bains de gaz acide-carbonique. Lorsqu'on a quitté ces bains, on constate que la salive devient ordinairement acide, que l'urine conserve cette même réaction. Le corps éprouve une si grande sensation de froid, qu'on est obligé de se couvrir de vêtements très-chauds pour ne pas trop s'apercevoir de l'impression de l'air extérieur, quelque échauffé qu'il soit par les rayons solaires. »

Lorsqu'on restreint l'application du gaz à une partie limitée du corps, on y provoque de même une sensation de chaleur, quelquefois un peu d'engourdissement, jamais de l'anesthésie ainsi que l'a constaté M. Demarquay. Mais si la peau est dépouillée de son épiderme, il n'en est plus ainsi. Ingen-Housz a démontré que lorsqu'on dépouille la peau, après l'avoir exposée à l'action d'une vive chaleur, ou à la flamme, ou à l'application d'un vésicatoire, tandis qu'on ressent une douleur très-vive au contact de l'air atmosphérique, au contraire la douleur se calme promptement et disparaît si on plonge la partie malade dans du gaz acide carbonique. Ainsi, sur la peau dépouillée de son épiderme ce gaz a une action anesthésique évidente.

Sur les muqueuses, il détermine en général tout d'abord une légère hypérémie, suivie d'une sécrétion plus abondante, puis consécutivement il produit une sédation nerveuse manifeste. Cependant sur la muqueuse oculaire, qui jouit d'une extrême sensibilité, il ne produit que de l'excitation, ne pouvant être supporté assez longtemps.

Pour l'étude des applications thérapeutiques de cet agent, je passerai en revue, à l'exemple de M. le docteur Roger, auteur d'une thèse remarquable sur les effets physio-

logiques et thérapeutiques du gaz acide carbonique, les maladies dans lesquelles on a eu
à se louer de son emploi.

Maladies des voies digestives. 1° Cavité
buccale. Priestley a signalé les bons effets des
douches d'acide carbonique sur les aphtes
ulcérées de la langue : ce moyen, suivant ce
célèbre chimiste, apporte dans ce cas un grand
soulagement à la douleur et hâte la cicatrisation. Des ulcérations de la langue et des gencives ont été par le même moyen traitées
avec succès par White, Henry et Haygarth.
M. Demarquay est parvenu, de son côté, à
guérir rapidement avec des gargarismes d'eau
de Seltz des ulcérations syphilitiques de la
langue, qui non seulement avaient résisté aux
collutoires chloratés , mais encore étaient
devenues par ce moyen beaucoup plus douloureuses. Le premier effet de l'acide carbonique fut aussi dans ce cas de faire disparaître
immédiatement la douleur.

2° Pharynx. Un grand nombre d'auteurs,

parmi lesquels Jonhstone, White, Henry, Sigand de Lafond, Kuster, ont constaté les bons effets des douches de gaz contre la pharyngite ulcéreuse. Elles ont donné également de très-heureux résultats à M. Durand-Fardel dans la pharyngite granuleuse. Moi-même j'ai pu enregistrer des succès dans des cas de ce genre. Même lorsque la pharyngite est sous la dépendance de la diathèse herpétique, bien que les eaux sulfureuses soient plus indiquées que le traitement carbonique, ce dernier se montre souvent avantageux.

3° Estomac. C'est surtout à l'état de dissolution que ce gaz a été introduit dans l'estomac. Cependant, ainsi que le dit M. Herpin, on peut l'y faire parvenir par déglutition, pour calmer cet organe après certaines douleurs névralgiques, après des vomissements nerveux, etc. Les expériences tentées dans ce sens sont trop peu nombreuses pour que nous puissions nous y arrêter.

4° Intestin. Les injections de gaz carbonique ont été pratiquées avec le plus grand succès pour combattre l'inflammation intestinale. Hey, Percival, Dobson, John Warren, ont manié cet agent avec bonheur dans certains cas de fièvre typhoïde avec diarrhée putride. Les évacuations sont le plus souvent modifiées rapidement, et perdent de leur fréquence et de leur fétidité ; après quoi les autres symptômes s'amendent à leur tour. Aussi, d'après Herpin, ce traitement pourrait-il être avantageusement appliqué à la dysenterie. Le même auteur assure que les bains de gaz acide carbonique produisent ordinairement les plus heureux effets dans la suppression des hémorroïdes et dans les diverses affections morbides qui en résultent. Le malade éprouve d'abord de vives démangeaisons à l'anus, les vaisseaux hémorrhoïdaires se gonflent de sang et le flux ne tarde pas à reparaître.

Maladies des voies respiratoires. Les inhalations de ce gaz ont été essayées depuis longtemps dans la phthisie pulmonaire. A quoi n'a-t-on pas eu recours pour lutter contre cette terrible maladie ? Thomas, Percival, Withering, John Ewart, Gitamer se sont bien trouvés de cette médication : Withering a même cité un cas de guérison.

Mais aujourd'hui on est peu disposé à ajouter foi à de pareils succès : tout au plus, d'après Herpin, peut-on appliquer les inhalations de ce genre aux cas de tuberculisation avec tor- pidité, sans disposition aux congestions san- guines, aux hémoptysies, ni aux inflamma- tions. Toujours est-il qu'on ne doit jamais perdre de vue que l'acide carbonique ne de- vient sédatif qu'après une excitation préalable, et que dans la phthisie pulmonaire, plus que dans toute autre maladie, il faut craindre les excitations.

D'autres affections pulmonaires ont été traitées avec bonheur : je dois citer en pre- mière ligne l'emphysême. Il est rare que les asthmatiques ne trouvent pas un grand sou- lagement, lorsqu'au milieu de leurs crises ils se soumettent à ces inhalations. Les effets en sont d'autant plus heureux que la maladie est

moins avancée. Il est vrai que la dyspnée
semble d'abord s'augmenter, mais pour s'apaiser bientôt et disparaître. Le docteur Lerch,
hydrologiste Allemand bien connu, assure que
les inhalations du gaz acide carbonique sont
surtout utiles dans les cas de dyspnée dépendant de l'accumulation de mucosités dans les
vésicules pulmonaires. M. Durand-Fardel,
au contraire, a plus souvent réussi dans les
asthmes nerveux, c'est-à-dire accompagnés
d'une sécrétion catarrhale aussi faible que
possible. Quoi qu'il en soit, les heureux résultats déjà obtenus en Allemagne et en
France sont encourageants pour l'avenir. Sans
doute, on ne peut obtenir la guérison d'un
emphysême bien caractérisé; mais n'est-ce
pas beaucoup que d'arriver à soulager, lorsqu'il est impossible de guérir?

Maladies des organes génito-urinaires :
1° Vessie. Des succès, je puis dire merveilleux,
ont été signalés dans des cas de névralgie
vésicale. Le docteur Simpson est le premier

qui ait songé, à ce qu'assure M. Roger, à pratiquer des injections gazeuses dans la vessie. Ce fut chez une dame Américaine atteinte de dysurie avec une irritabilité excessive de la vessie. Les douleurs cessèrent comme par enchantement.

Depuis, MM. Broca et Demarquay se sont servis du même moyen avec le plus grand bonheur. M. Broca a publié dans le *Moniteur des Hôpitaux* (1857), une observation très-intéressante, qui est de nature à démontrer la propriété anesthésiante du gaz acide carbonique. Etant chargé d'un service à la Charité, il eût à soigner un jeune homme qui, depuis plus de douze ans, était atteint de cystite. Telle était la sensibilité de la vessie, que la présence de la moindre quantité d'urine déterminait des douleurs horribles et que le malade était obligé d'uriner à chaque instant. En vain avait-on essayé tous les moyens usités en pareil cas : tout avait échoué. M. Broca eût l'idée d'injecter dans la vessie, au moyen d'une sonde flexible et d'un ballon de caout-

chouc, autant de gaz que le réservoir urinaire
pouvait en recevoir. Le résultat dépassa ses
espérances : « La douleur provoquée par l'opération, dit cet éminent praticien, se calma
au bout de quelques minutes. La journée, la
nuit furent excellentes. Le malade qui, depuis
deux ans, et quoi qu'on eût fait, n'avait jamais pu réussir à garder ses urines plus d'une
demi-heure, resta d'abord trois heures sans
uriner, après quoi il urina seulement toutes
les deux heures. L'injection fut renouvelée les
jours suivants, et les urines purent bientôt
être gardées pendant cinq heures, résultat
qu'on ne put dépasser. » Il faut ajouter, pour
ne rien cacher, que la cystite ne fut nullement
améliorée ; le dépôt purulent des urines resta
tout aussi abondant. Mais à Vichy, où l'on
est en mesure de combattre de front les phénomènes douloureux et les phénomènes inflammatoires, ne se trouve-t-on pas dans de meil-
leures condititions ?

De son côté, M. Demarquay ayant traité
par les injections gazeuses dans la vessie, une

femme affectée de catarrhe vésical intense, ·
avec phénomènes inflammatoires et névralgie, a obtenu, au bout d'un mois, la guérison du catarrhe et une diminution notable
des accidents nerveux.

2° Utérus. Ce sont surtout les heureux résultats obtenus dans certaines maladies de la
matrice qui ont appelé l'attention sur le
nouvel agent thérapeutique.

Il est démontré que la dysménorrhée et
l'aménorrhée sont en général heureusement
influencées par les douches gazeuses. Les
douleurs intenses qui, chez certaines femmes,
accompagnent les époques menstruelles, disparaissent souvent par le même moyen. Dans
les cas d'engorgement du col et du corps de
l'utérus, des succès et des revers ont été signalés; mais quelle médication peut être
mise en parallèle, sous ce rapport, avec le
traitement minéral de Vichy?

Les ulcérations et les granulations du col utérin sont en général très-avantageusement modifiées, et quand elles s'accompagnent de né-

vralgie utérine, cette dernière disparaît rapidement, ainsi qu'il résulte des observations de
Salva, de Ch. Bernard, etc.

Les succès obtenus dans un grand nombre
de maladies de la matrice, ont naturellement
conduit à expérimenter les douches carbo-
gazeuses dans les cas de cancer utérin. Des
observateurs du premier mérite, MM. Follin,
Demarquay, Broca, Bernard etc., ont entrepris dans ce sens des essais nombreux qui ont
démontré que cette maladie terrible, contre
laquelle la médecine est, pour ainsi dire, dé-
sarmée, peut, non pas certainement être
guérie, mais être atténuée par ce moyen.
« Dans tous les cas d'ulcère cancéreux que
nous avons traités par l'acide carbonique, dit
M. Demarquay, nous avons obtenu, comme
effet immédiat, une action détersive des plus
rapides, au point que le lendemain même de
la première application, l'aspect de la plaie
était profondément modifié ; la suppuration de-
venait moins abondante et moins fétide, et au
bout de quelques séances, la mauvaise odeur

avait tout-à-fait disparu : cet état s'est maintenu à peu près le même pendant toute la
durée du traitement. La douleur a été calmée
souvent aussi dès le début et presque instan-
tanément, d'autres fois un peu plus tard, mais
toujours il y a eu un soulagement évident.
Nous avons vu plusieurs cancers ulcérés ar-
rêtés dans leur marche envahissante grâce à
l'acide carbonique et commencer à se cicatri-
ser quelquefois dans une grande étendue, de
façon à faire croire à une guérison apparente.
C'est ainsi qu'il nous est arrivé de pouvoir
donner à de pauvres malades qui se croyaient
vouées à une mort très-prochaine, une pro-
longation inattendue de leur existence, et
même l'espoir vraisemblable d'une guérison
plus ou moins éloignée. »

Maladies des organes des sens. Le gaz
acide carbonique n'a été appliqué qu'à certaines affections des appareils de l'olfaction, de
l'audition et de la vision.

M. Durand-Fardel en a retiré des avantages

considérables dans le coryza chronique. Il a toujours obtenu ou une guérison complète, ou une modification profonde. La perte de l'odorat, qui est une des conséquences les plus fâcheuses de cette affection, est souvent très-avantageusement modifiée par les inhalations de gaz.

Leur utilité a été reconnue, aussi dans certaines affections de l'ouïe, dans toutes les otorrhées qui dépendent soit d'une sub-inflammation de la muqueuse, soit d'une maladie des os, déterminée surtout par un vice scrofuleux. Le docteur Barbier a cité un succès qu'il a obtenu dans un cas de surdité unilatérale dépendant d'une angine tonsillaire chronique, par des douches gazeuses dirigées alternativement dans l'oreille externe et par la bouche vers la trompe d'Eustache.

Certaines maladies des yeux ont été également traitées par ce moyen. Le docteur Rotureau le vante beaucoup dans les conjonctivites chroniques, dans les kératites chroniques, et même dans l'amaurose commençante. Seulement l'extrême sensibilité de la conjonctivite oculaire rend cette méthode de traitement difficile et douloureuse.

Névroses. Les propriétés sédatives et anesthésiques de l'acide carbonique ont été utilisées dans les maladies nerveuses, spécialement dans les névralgies. On a fait prendre des bains de gaz à des personnes atteintes de névralgie sciatique et elles s'en sont toujours bien trouvées : quelques-unes mêmes ont été guéries en quelques séances. Ce résultat est d'autant plus remarquable que les névralgies sciatiques sont, comme on le sait, extrêmement douloureuses et souvent rebelles à toute espèce de traitement.

Les névralgies ont été calmées par le même procédé. S'il est vrai que les douleurs de dents se réveillent quelquefois sous l'influence du traitement de Vichy, les malades trouveront donc le remède à côté du mal.

Maladies constitutionnelles. Elles s'ac-

compagnent parfois de douleurs aiguës. Lorsque l'état inflammatoire ne prédomine pas,
on peut employer les bains de gaz qui s'adressent alors à l'élément nerveux et peuvent, à
titre de simples palliatifs, procurer du soulagement aux malades. C'est ainsi que les
douleurs goutteuses et rhumatismales ont
cédé quelquefois à cette médication.

Plaies et blessures. J'ai déjà eu l'occasion,
en parlant des expériences physiologiques, de
signaler ce fait que les plaies douloureuses
à l'air ne le sont plus dans une atmosphère
d'acide carbonique. Mais là ne se borne pas
la vertu de ce gaz : il est aussi cicatrisant ;
peut-être est-ce purement et simplement en
supprimant le contact de l'air et de l'oxigène.
Quoi qu'il en soit, des expériences nombreuses
ont prouvé que des plaies, des ulcères, ayant
résisté longtemps à des traitements divers
guérissent avec facilité sous l'influence de la
médication carbonique.

On connaît le fait du docteur Struve, qui a
eu un grand retentissement, et qui n'a pas peu

contribué à provoquer des recherches sur les propriétés de l'acide carbonique.

Le Dr Struve, qui était atteint depuis longtemps d'un ulcère rebelle à la jambe gauche, eut un jour l'idée de laisser pendre sa jambe au dessus d'une source qui dégageait de l'acide carbonique en abondance. Il remarqua avec étonnement que ses douleurs diminuaient d'une manière manifeste. Les jours suivants, il continua le traitement, commencé comme par hasard, et bientôt sa guérison fut complète.

MM. Lejuge, Follin, Demarquay, ont obtenu aussi de grands succès de l'emploi des douches carbo-gazeuses dans le traitement des plaies et des ulcères. Salva s'en est bien trouvé dans le traitement des plaies indolentes diphtéritiques. M. Broca s'en est servi pour apaiser des douleurs violentes résultant de brûlures aux deuxième et troisième degrés. Enfin, M. Maisonneuve, qui a traité deux phlegmons et une fracture accompagnés de plaie, par l'acide carbonique, n'a eu qu'à se louer de son emploi.

Telles sont, dans l'état actuel de la science, les applications connues de l'acide carbonique. On voit qu'elles sont très-étendues, et que j'avais raison de regarder comme un véritable bienfait l'installation à Vichy de ce nouveau moyen de traitement.

Il me reste à dire un mot du mode d'administration des bains et des douches.

Les bains de gaz se prennent dans des baignoires ordinaires. Les malades s'y mettent tout habillés ou en enlevant seulement leur second vêtement. La baignoire est surmontée d'un couvercle mobile, ne laissant passer absolument que la tête de la personne en traitement : cette précaution a pour but d'empêcher les malades de respirer en trop grande quantité le gaz acide carbonique qui a des propriétés asphyxiques. Tout étant prêt, on fait arriver le gaz, au moyen de tuyaux disposés d'avance, dans la partie inférieure de l'appareil : son extrême fluidité lui permet de traverser facilement les vêtements du malade, et de le *baigner*, absolument comme s'il était nu.

Quelques auteurs ont prétendu que ces bains de gaz font transpirer abondamment : je dois avouer que ceux de mes malades auxquels j'ai eu l'occasion d'en prescrire, m'ont toujours déclaré n'avoir pas éprouvé cet effet. Néanmoins il est prudent de se munir toujours d'un double vêtement pour la sortie du bain, afin de ne pas être saisi par l'air extérieur. La durée ordinaire du bain est d'une demi-heure : cependant les médecins Allemands le prescrivent le plus souvent d'une heure.

Les inhalations et les douches se prennent à l'aide de longs tubes en caoutchouc, communiquant avec le réservoir de gaz, et terminés par des embouts mobiles. Les inhalations peuvent durer de cinq à quinze minutes, suivant la tolérance des malades. Ce n'est que graduellement qu'on doit arriver à s'y soumettre pendant un quart-d'heure.

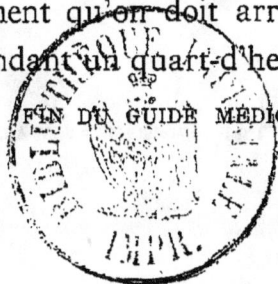

FIN DU GUIDE MÉDICAL.

VICHY, IMPRIMERIE A. WALLON.

TABLE.

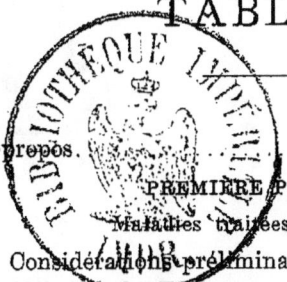

VICHY

A WALLON, IMPRIMEUR

1868